天下文化
BELIEVE IN READING

妳要好好的♡

女性心療法

跨越生命課題、學習自我療癒，重獲身心健康

許瑞云 鄭先安——著

目次 *Contents*

PART II

9 惡性腫瘤

自序

珍愛自己，護妳一生

數十年醫療領域的學習與累積，浸淫在西方醫學、東方醫學、內科學、神經醫學及能量醫學等領域，我們清楚看到心念活動與身體疾病之間的密切關係，也看到身體疾病背後的主要推進力量，往往來自個人生命旅程裡的各種關係課題，以及其所帶來的生命學習功課。所有疾病或不適症狀的出現，都是身體發出的訊息，提醒我們「生命功課」與「心的學習功課」已經來到眼前。事實上，只要能夠跨越生命課題，無論急性或慢性疾病，多數都可以不藥而癒。

一旦覺察到卡住的心念，讓心念有所轉動，身體的情緒能量就會跟著流動，這時往往會發現疾病開始改善，各種症狀也可能漸漸消失。來我們診間的病人，因為相同問題再次回診的機率很低，八成以上的病人在一次診療後就可能好轉，除了和當下心念的改變有關，我們也常給病人後續學習和練習的功課，讓病人不只是「知道」，還能夠「做到」。

這些年，我們看到許多身心斷了連結卻毫無自覺的個案，而且類似的個案明顯增加，或許是因為現代人頻繁接觸網路媒體、接受外界過多刺激，習慣性的想東想西，經常處於「自動導航模式」，養成缺乏覺察又不在當下的生活慣性，其中又以「邏輯型人」與「聽覺型人」特別容易有這種傾向。這兩種情緒類型的人總是無時無刻不處於各種想法裡，腦袋整天都在快速運轉，希望事事皆在掌握中，凡事習慣未雨綢繆，擔心隨時發生變故，即使告訴自己不要多想卻停不下來。

當我們的心被困在充滿想法的腦海裡，心與身體就會斷了連結，無數活躍的想法及各種虛實交錯的情節往往引發強大的情緒能量，使身體成為這些情緒的「載體」，焦慮、恐慌、心悸、胸悶、失眠等症狀跟著發生，久而久之就容易招致疾病纏身。

各種身心靈領域的活動或課程裡，經常可以發現女性學員占了八成或更高的比例，由此可知，心靈的覺知，或是關係課題的學習與成長等相關議題，女性比起男性更加積極投入，這可能是因為一直以來女性受到社會文化許多不合理的限制與期待，造成身心靈的沉重負擔。

女性應對不同的生命課題時，無奈、糾結、難過、生氣、壓抑、抗拒、擔心、不安等各種情緒能量，反覆在每一天、每一刻甚至每一秒不斷交互作用，造成呼吸、消化、免疫、泌尿、內分泌、自律神經等系統，與骨骼、肌肉和關節等結構，還有乳房、子宮、子宮頸、卵巢等生殖器官，以及大腦神經傳導物質發生變化，再加上細胞在損傷與修復的過程中不斷往返……，各種生理機制不斷被擾動，影響身體健康。

本書書名《女性心療法——妳要好好的》，顧名思義，書的主題與內容皆與女性生命課題及身心健康有關，我們探討了女性的角色與特質、女性在文化框架下的不同議題、女性的各種關係經營與課題，以及如何破除這些框架和糾結。

我們也介紹常見的女性疾病與療癒之道，並提供實際案例，與讀者分享如何透過了解疾病背後卡住的原因，解開內心糾結，進而得到緩解與痊癒。

每個人終其一生都會有各種生命課題需要跨越與成長，時間到了，自然會進入下一段生命旅程的學習。願《女性心療法——妳要好好的》一書，能夠護妳一生。深深祝福大家，更祝福所有的女性都能夠珍愛自己。

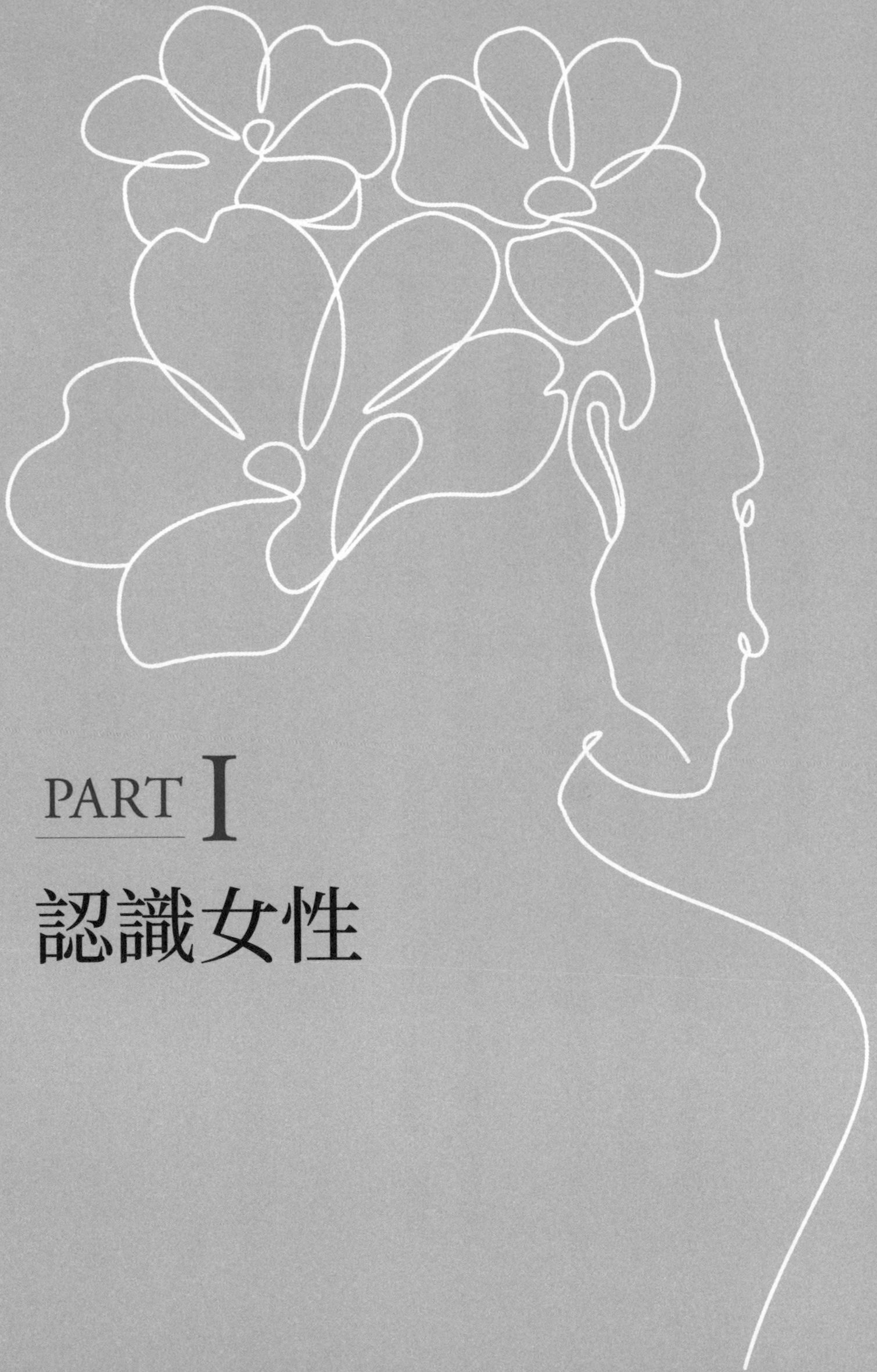

PART I

認識女性

1 女性角色與特質

陰中有陽、陽中有陰

日出日落、潮來潮去，地球上所有生命，無論是動物、植物、生態環境、物質元件……，各種萬事萬物，往往帶著陰與陽的二元本質，而「陰陽」相生相合的智慧，更是在東方文化中俯拾皆是。

陰性經常象徵柔美、優雅、細膩、感性、魅力、包容、流動、緩衝等氣質，在行為表現上，則是內向、被動、順從、配合、承受等行動；陽性則經常象徵剛毅、率真、直接、理性、魄力、果決、堅持、競爭等氣質，在行為表現上，則是外向、主動、給予、主導、掌控等行動。

陰與陽雖然截然不同，但陽性、陰性或中性特質，本身並無絕對好壞對錯，只是描述當下的某種狀態。事實上，絕大多數的人事物，並不是以絕對陰陽對立的型態存在，而是以陰中有陽、陽中有陰的狀態相生相息，就像人體構造雖然從外觀上可概分為男女，但內分泌環境卻是以陰中有陽、陽中有陰的方式存在。

無論男性或女性，體內都同時存有睪酮等男性荷爾蒙，以及雌二醇等女性荷爾蒙，差別在於女性體內的女性荷爾蒙濃度高於男性荷爾蒙，例如雌二醇在男性體內的血清濃度約等於停經後的婦女；反之，男性體內的男性荷爾蒙濃度也高於女性荷爾蒙，成年男性的睪酮血清濃度約為成年女性七到八倍。

人體的性荷爾蒙會因為環境、飲食、腸道菌、壓力、情緒反應、個人心念活動或與人相處往來的變化，進而產生荷爾蒙組成比例或功能表現的起伏，並且會依當下的情況互有消長。

每個人的女性與男性荷爾蒙組成比例和功能表現強弱不同，因此會呈現不同的個人特質，所以有些女性展現較強的陽性特質，有些則表現較多的陰性特質。陽剛或陰柔等不同展現，部分是與生俱來的先天特質，部分則受到原生家庭、生活習慣及環境條件等後天因素影響。

陽性能量與陰性能量的高低強弱，雖然一部分受到天生性別影響，但後天的學習修練，透過修身與修心，也能對個人陰陽能量產生調和消長。陰中有陽，陽中有陰，本是生命原有樣態，好像太極中的陰與陽，每個人本自具足，天生帶著這些能量，只是必須在生命旅程中持續學習，如何於外在周遭變化中，保持身心安定和諧。

現代女性身兼多重角色

人類約在七到十萬年前展開在地球的生活，憑藉高度發達的大腦與群聚生活型態，很快就主宰了大多數陸地環境，進而開啟各種文明。

今日約八十億的地球人口中，男女比例約為一．〇一至一．〇五比一，亦即每一位女性可以對應一．〇一至一．〇五位男性；但如果只看六十五歲以上人口，則每一位女性對應的男性比例會降到〇．八位，也就是隨著年紀愈大，女性人口占比愈高。

受到天生體型、勞動力與生理結構等因素影響，早期人類的生活型態多為男主外、女主內，但隨著文明發展與環境變遷，多數現代社會早已不再服膺這種生活型態，現代女性身兼多重角色，兼顧家庭與工作的情況極為普遍。但無論主內或主外，每個人在自己的生命旅程中，或多或少都會經歷父母、手足、同儕、伴侶、親子等不同關係的課題，讓我們的人生得以學習、調整與成長。

女性特有的神聖任務

懷胎十月、孕育生命是女性特有的神聖任務，生命傳承需要男性的精子與女性的卵子結合成受精卵後，進到母體子宮裡安全成長。女性天生具備孕育新生命的偉大天職與本能，從步入青春期，一直到更年期停經前，健康的女性透過腦下垂體、卵巢、子宮、荷爾蒙等身體的精巧機制，每個月都會打造出適合受精卵成長的母體環境，等待新生命進駐，開啟長達十個月的妊娠過程，讓孩子在母體內發育茁壯，直到各個器官生長完備後，才脫離母體，成為獨立存活的個體。

女性的偉大除了擔負十月懷胎、孕育生命的辛苦妊娠過程，還加上生產之後，女性往往會緊接著展開夜以繼日照護養育孩子的工作。雖然父親在孩子生命中也扮演重要角色，但相較於父親，母親依然是多數人幼年的主要照顧者，也因此許多人與母親常有著深刻的情感連結，而這往往是一個人生命中安全感的基礎所在。

我們診間有許多帶著強烈不安全感的患者，追溯其根本原因，很多都是與母親的依附關係出問題。

女性生命旅程的多重角色

女性的陰性能量，常顯現在人際溝通與社交能力上，由於陰性能量在交流、緩衝或協調上能夠發揮較大影響力，因此相較於男性，女性的溝通能力通常較出色，特別是語言表達能力，常能勝任居中協調者的角色。

研究顯示，溝通協調能力的表現之所以有性別上的差異，與大腦半球之間的連結有關。一般而言，女性大腦左右兩側半球的神經連結較發達，所以感性與溝通連結往往比男性更強，這也是為什麼許多需要具備良好溝通能力的角色，經常由女性擔綱，進行居中協調的工作。

女性從一出生成為女兒，成年之後或許戀愛、結婚成為伴侶、妻子，也可能懷孕生子成為母親，這些角色是女性生命旅程經歷的不同階段，每個階段都會對應到與父母、伴侶、子女間不同的生命課題。透過不同角色扮演，每位女性在不同時期，會產生獨特的體驗與學習過程，開心喜悅、生氣憤怒、難過委屈、快樂滿足、擔心焦慮、害怕不安……，種種情緒會在各種關係裡輪流來回出現，進而帶給所有女性不盡相同的生命課題與成長旅程。

2 拋開框架，把自己愛回來

許多文化都存在男尊女卑的不平等觀念，隨著時代進步，愈來愈多文化開始慢慢揚棄這樣的偏見與迷思，但不可否認的是，至今仍然有些文化持續壓抑女性的角色與地位，未能賦予女性與男性相同的空間與機會。

重男輕女、男尊女卑的社會文化

我們所處的華人社會，也有許多重男輕女的傳統思維，在認同這種觀念的家庭中成長的女性，許多人從小就必須犧牲個人意志，背負更多責任，承擔勞務工作，以成就家中的男性手足。

這些女性一旦結婚，往往在不自覺中將男尊女卑的觀念帶到夫家，她們從小到大都將自己的需求與意願放在男性之後，如果生養了女兒，還會理所當然將這樣的觀念灌輸給她，甚至比男性更強力堅守男尊女卑的社會文化。

現今不少五十歲以上的女性成長過程都被「男尊女卑」的文化框架所限，一直以來都習慣聽從男性意見，壓抑克制自身想法，導致內在經常承載很多委屈、怨懟、有苦難言的負面情緒，如果置之不理，久而久之就容易導致各種慢性病纏身。來到我們診間的年長女性，不時可以見到這樣的案例。

其實從小在重男輕女環境中長大的女性，雖然成長過程格外辛苦，但是也因此鍛鍊出更優越的能力，除了更能吃苦耐勞，也更具有獨當一面的特質，一旦進入職場，經常表現得格外出色，不少人成為企業中堅份子，甚至擔任管理要職。

反觀許多從小在家庭中被高度呵護、備受保護的男性，因為缺少磨練與學習，反而容易過度依賴，造成能力欠缺、抗壓性不足，有些人甚至終生一事無成，成為原生家庭的負擔與包袱。

我們可能無法徹底改變經歷過的一切，或完全跳脫各種不合理、不合時宜的傳統觀念，但是每個人都可以幫助自己調整內在設定，盡量不被困在過去的委屈記憶裡。

如果是在男尊女卑文化框架下成長的女性，回頭檢視生命經驗時，至少可以試著好好疼惜那個倔強、不認輸、滿腹委屈、缺乏自信，又要求完美的小女孩，好好擁抱從小到大都沒有被好好愛過的自己。

去看到自己一路走來的努力不懈與再接再厲，肯定自己即使在充滿挑戰的艱困環境下，無論多麼恐懼害怕，都沒有停下學習、磨練的腳步，堅持不放棄的精神，並且對於自己因此跨越許多限制，讓生命走到超乎想像的高點、成為更美好的人而感到驕傲與感謝。

如果感受到壓抑在身體裡的許多情緒，可以雙手手指輕輕放在額頭上，試著用旁觀者角度覺察，看著各種情緒在心頭起落，讓情緒能量自然流動，無論生氣、憤怒、委屈、傷心……，都讓自己平靜看著這些記憶，以及其所帶來的情緒如實升起又消失，一直到內在感覺平靜。

與此同時，可以在心裡告訴自己：「這些故事都已經過去，感謝生命旅程中所有的學習與功課，我願意全然接受。我尊重父母服從當時社會主流觀念，雖然現在看起來其實是過時、迂腐的傳統，也將父母對我做的那些令我感覺委屈、不公平的行為責任，歸還給他們。同時，我了解也感謝父母其實盡力了，感謝他們對我的付出。」

一旦能夠看清楚生命給我們的課題是什麼，並且理解每個人都需要為自己的言語行為負起相應的責任，原本糾結的心就能夠慢慢鬆開來，對成長過程中所留下的負面記憶釋懷，進而發自內心深處感恩父母為我們的人生旅程帶來的體驗與學習。

隨著社會環境與經濟結構的變遷，男女平權觀念開始獲得更多關注與重視，現在二、三十歲的年輕女性，多數已不再被男尊女卑或重男輕女的舊觀念所捆綁，女性較男性優越的狀況也並不罕見，例如男女到了適婚年齡擇偶時，如果男性能力不足，可能比女性更難找到伴侶。

「孝順」不等於全然順服

「孝順」是東方文化中很受重視的核心價值，延續傳承多年，至今依然是多數東方人所尊崇的文化。「孝」是指子女感恩父母給予生命以及教導養育，帶著虔敬的心情，予以回報、服侍及奉養父母的行為；至於「順」則有著服從、遵循父母意願以及訓誡的含義。

孝順是一種良善的美德，身為子女確實應該感恩與回報父母，但是許多長輩、父母卻經常無限擴大「順」的意涵，強調子女必須全然順服並貫徹父母的一切意志，絕對不可有一絲違逆之心。

從小被灌輸這種觀念的子女，長大後很容易困在這樣的框架下，要求自己不得做出有違父母所願所想的行動與決定，即使對父母的要求並不認同，或是感到委屈、不公平，也只能強自忍耐，曲意求全，以為只有如此，才是「孝順」。

如果在父母面前必須強迫自己壓抑情緒，無法適度表達或發展自我，完全沒有依個人意願做選擇的空間，久而久之會感受到極大的壓力，長此以往就會變得很難去愛父母。臨床經驗發現，生命中帶著這類型課題的人多數是女性，其中又以長女的比例特別高。

我們診間有一些個案，在面對父母時帶著強烈委屈與壓力，又受困於「凡事都應該順從、遵循父母意願」的想法裡，結果潛意識就會逃避和父母的相處往來，只要一想到父母就浮現莫名的生氣、害怕、怨恨等情緒，甚至連父母來電都不敢接，一心只想逃離。

「孝順」不該是把自己生命的詮釋權與選擇權全部交由父母決定，而是學習敬重父母、尊重他們的看法與期待，但絕不代表凡事都要委屈自己，全然的順從他們。我們可以學著去看到父母的在乎與關心，感謝他們的養育之恩，對於父母給予的教誨與建議，參考其看法與經驗，再加以學習與省思，但最終還是要自我負責，思考整合出符合自己意願的決定與選擇。

確實有些父母並不認同這樣的觀點，完全不允許子女有個人意見，一旦發現他們沒有照著自己的吩咐行事，就軟硬兼施試圖說服子女，甚至暴跳如雷或大發雷霆。

如果遇到無法認同或溝通的父母，子女能夠做的、需要做的，就是尊重父母的意見，但還是要勇敢做出符合自己意願的選擇，學習帶著愛對他們說「不」，將父母的期待歸還給他們，畢竟每個人最終都要為自己的生命負責，只有當一個人能夠做自己，懂得為自己的生命負起責任時，才不會感覺委屈或推卸責任，也才能夠真心的去愛父母。

被出養的孩子

台灣社會過去有不少孩子被出養的情況，而在重男輕女的傳統思維中，會被出養的大多是女孩，這些年有不少來到我們診間求診的年長女性患者，其實就帶著相關的生命課題。

被出養的孩子在成長過程中很容易被貼上「不被父母愛」的標籤，導致內心留下難以癒合的創傷，這些孩子經常終其一生都背負著這個創傷，對人生產生難以估量的深遠影響。

其實出養孩子的父母，絕大多數都是在極度無奈之下，才不得不這麼做。這些被出養的孩子如果有機會來到診間，我們會協助他們去看到父母當初之所以決定出養，往往是萬不得已，是為了讓孩子有機會活下來或活得更好所做出的痛苦決定。

雖然離開父母可能對被出養的孩子造成難以抹滅的創痛，但若能理解父母並非因為不愛才把自己送給別人養，而是為了讓自己可以平安健康長大，所做出的艱難取捨，就可以大幅減低內心的傷害與痛楚。

除了試著理解父母當時出養孩子的心情，我們也會請當事人學習帶著愛，感謝父母忍痛做出這樣的選擇，這麼做是為了讓孩子順利長大成人，雖然過程中可能有很多辛酸與磨練，但也要感謝父母，讓自己的生命旅程有了更多學習的機緣。

3 女性與生命中的各種關係

人是群居動物，不可避免要和父母、手足、同儕、伴侶、子女等對象相處，透過不同的關係課題，在生命中學習與成長，進而形塑個人想親近或遠離某些人事物的趨避模式，每個人終其一生都在各種關係中完成自己的生命課題。

相較於男性，女性往往更在意人際關係，生命中與他人關係的好壞起伏，對女性的健康和人生影響經常更為顯著。

與生命中重要人物的關係

1 與父母的關係——影響生命中其他關係好壞的根源

一個人從小與父母相處的經驗，經由自我的理解與詮釋，得到的感覺是良好和諧或疏離緊繃，會對人生後續其他面向的親密關係產生很大的連動與影響，也就是說，一個人與父母關係的好壞，將影響生命中其他關係的好壞。

一般而言，常見子女與母親較為親近的情況，可能跟母親多為家庭主要照顧者，而父親常忙於工作有關，但也不是絕對如此。子女和父親、母親的親疏遠近，除了與相處模式有關，也和父母個人特質、對子女的期待及產生的壓力等因素有關。

我們診間有不少女性患者是與父母關係出問題而導致疾病，其中又有一定比例是肇因於和母親的關係。

只要患者願意正視問題核心，盡力做出調整，通常都能讓疾病有所改善，有時候甚至轉念之間就可能讓身體好轉。父母關係課題請參閱許瑞云醫師與陳德中心理師合著的《別再說都是為我好》一書。

2 與手足、同儕的關係——可能橫跨大半個生命週期

手足、同儕乃至於就業後與同事的關係，是每個人生命中重要的關係課題，除了兄弟姊妹，有些同儕關係的維繫可能長達數十年，甚至橫跨大半個生命週期，只是在

如此漫長的時間裡所累積的情感，還是可能在某個事件中徹底崩毀。

診間常見的同儕關係課題，不少是父母對子女的差別對待，特別是華人世界，重男輕女的傳統觀念深植人心，很多女性從小就被灌輸男尊女卑、兄弟利益優於自己需求的觀念，因此女性必須犧牲自己，將有限的資源留給兄弟。這種觀念甚至延伸到日後金錢、遺產等資源分配，如果女性不服從，就容易引發爭執與衝突，還可能被長輩指責歸咎。

從小就常感覺被父母不公平對待的孩子，就業後往往也容易覺得被主管或老闆不公平對待。

同樣的，從小不斷被與他人比較的孩子，長大後也喜歡與他人比較，然後又會在比較中感覺自己「不夠好」，不斷批判自己，認為應該要做得更好。

這些課題往往都是小時候接收到的觀念與感受，因而留下深刻記憶。一旦覺察到自己深受過去的記憶影響，可以進行「回到當下」的心能量練習（參考五三頁示範影片），不要困在過去的記憶裡，學習感謝這些事件帶來的生命學習，讓我們看到自己生命旅程的功課，然後將各種行為觀念相應的責任歸還當事人，畢竟每個人都要對自己的生命負責。

3 與伴侶的關係——除了因緣具足，還要願意共同承諾

我們的生命成長旅程中，除了父母關係與手足同儕關係，另一個重要的關係課題便是伴侶關係，其中包括異性伴侶、同性伴侶，抑或是無話不談的親密摯友。

雖然伴侶關係是極為重要的生命課題，但幾乎所有人進入伴侶或婚姻關係前，都沒有相關的學習機會，大多數人都是從一段段真實的伴侶關係中，經年累月親身投入，經歷許多受傷、挫折、困頓，才慢慢累積對伴侶關係的領悟與體會。

許多女性在伴侶關係中，受到原生家庭影響，很多時候習慣採取隱忍或配合的方式和伴侶相處，但卻常因委屈和不滿而向孩子抱怨伴侶，甚至對伴侶冷嘲熱諷，時間一久，和伴侶的關係就會愈來愈失衡，久而久之甚至可能影響健康。

其實人和人的相遇與相聚，甚至能夠成為伴侶，同船共渡、同榻共枕，絕對是天時、地利、人和等各種因緣具足，才能夠攜手相伴。但兩個人要進入伴侶關係，除了因緣具足、有緣相聚，還必須願意共同承諾，成為彼此的選擇。

多數人選擇伴侶時，喜歡的對象往往有自己嚮往卻不可得的優點，也就是兩個人「互補」的程度愈強烈，就愈容易相互吸引，所以容易焦慮緊張的人，常常會欣賞冷靜沉穩的對象；而太過理性剛硬的人，反而容易傾心於個性溫暖體貼的人。

「互補」的另一個角度，經常也代表兩人對事情的觀點與態度不同，甚至可能完全相反，所以一開始對方最吸引我們的特點，很多時候反而成為日後關係變得疏離、甚至摩擦衝突不斷的根源所在。

因此，所有的伴侶關係都必須學習如何欣賞並包容對方的不同與獨特，否則時間一久，兩個人的內心距離就會愈來愈遠，就好像診間常見的患者，常會覺得伴侶「無法溝通」。

「無法溝通」通常代表兩人對許多議題的觀點不盡相同，甚至背道而馳，卻又各自堅持己見，要不是認定自己是對的，就是認為對方是錯的，也因此難有共識，許多負面情緒也就由此產生。如果為了避免衝突而不坦誠表達，長期壓抑情緒的結果，就是兩人內心距離愈來愈遠。

另一種比較特殊的情況，則是看似和諧的伴侶關係，因為幾乎不起爭執，所以其中一方認為兩人的關係良好，但實情卻是另一方感覺被忽視、不受尊重，甚至一心想結束伴侶關係。會有這麼大的落差，可能是雙方的情緒能量類型不同，例如伴侶一人是重理性的「邏輯型人」，另一人是重感覺的「感受型人」，就可能出現這種問題。伴侶關係課題請參閱許瑞云醫師著作《是愛不是礙，是伴不是絆》。

4 與子女的關係——對下一代的教養，與自己的成長經驗有關

延續生命及傳承文明，需要透過生養下一代才能做到，人類的新生兒需要依賴父母或其他人的照顧才能存活，並且在成長過程中，透過觀察學習父母或照顧者的言行舉止，讓自己了解並融入社會文化。

也因此，無論我們是否喜歡，都可能突然意識到自己的某些言談或行為反應，竟然與父母或小時候的照顧者相似，而這些言談和行為反應，也可能在我們與子女的互動過程繼續傳承下去。

能量場上，父母、子女之間的血緣延續，不只是生理體質的基因相傳，更是帶著許多愛與期待的生命能量連結，因此每個孩子從小到大，或多或少都有與父母的感情

流動與情感依存，也就是會特別在乎對方，進而對彼此有所期待。

父母教養下一代的方式，許多都是孩提時代在原生家庭中向上一代學來的，因此若有父母在情緒起伏太大，或承受巨大生活壓力時，做出傷害子女的行為，深入了解這些父母在原生家庭的成長歷程，往往會發現他們小時候也曾經有過被傷害的經驗。

很多人在成為父母後，就把重心完全放在孩子身上，忽略自己和另一半，女性尤其容易如此。

情感是流動多變的，必須勤於灌溉呵護才能保持關係健康，如果因為過於關注孩子而忽略了伴侶，久而久之關係就容易失衡。夫妻之間是否和諧，對子女的成長影響深遠，如果孩子因此受到影響，可能反過來又會造成夫妻之間的壓力與衝突，關係一旦落入這樣的惡性循環，情況就會愈來愈糟。

無論再忙碌，最好每天撥出一點時間和伴侶單獨相處，即使只有睡前或飯後聊個幾分鐘，或是全然專注的擁抱一下，再不然也可以一邊做家務一邊聊天，每天都要好好看著伴侶，否則兩人關係容易出現更適合的第三者。

就算沒有第三者，等到孩子大了離家獨立，進入空巢期或從職場退休後，發現伴侶居然如此陌生，那時才要修補關係就會很吃力。子女關係課題請參閱許瑞云醫師與陳德中心理師合著的《別再說都是為我好》。

創造良好的人際關係

每個人都希望和他人的關係和諧融洽，不同的人際關係雖然往來互動的對象不同，但要創造良好的人際關係，其實有幾個共通要素，只要能夠做到這幾項，雖然未必所有人際往來都能如魚得水，但至少可以較平順的與人互動，也讓身心安住。

1 感恩每一位生命中的重要人物

如果希望創造良好的人際關係，要素之一是抱持感恩心，感恩每一位出現在生命中的重要人物。

無論是父母、手足、同儕、伴侶或子女關係，此生有機會和生命中的重要人物相遇、相識，甚至相聚、相處，都是非常難得的機緣。這些緣分如果帶給我們很多美好喜悅的體驗與感受，留下開心快樂的記憶與情緒，自然很容易讓人為此升起感謝、感恩的心情。

即使有些緣分可能帶來挫折、悲傷、憤怒、害怕、不堪等負面感受或情緒，其實也都在幫助我們完成人生旅程的生命課題。就算在一段關係中承受很大的痛苦，但茫茫人海能與對方結緣，進而有所體驗與成長，仍有其意義，依然值得感謝。

父母是引領我們來到這個世界的人，此生有機會展開這一趟生命旅程，都是源自與父母的因緣，無論與他們的關係親近或疏離，縱使父母曾經做出讓我們難以接受的行為，造成深淺不一的傷害，又或是父母離異、遠行、早逝，即使他們不在我們身邊，就算這趟生命旅程荊棘滿布、讓人傷痕累累，也都是我們人生的體驗與歷程，都值得為此感謝父母以及原生家庭帶給我們的種種因緣與學習。

我們診間有些個案因受創太深，無法對父母感恩，這時可以試著感恩「父母的角色」，謝謝這個角色為生命旅程帶來的學習機會，然後再將父母導致子女創傷的行為責任予以歸還，這也有助於鬆開卡住的心結。

可以試著從「在乎」自己的生命起源做起，只要練習從內心深處去看到父母，就能讓親子之間的能量開始流動。不妨試著每天晨起時在心中默唸：「感恩父親、感恩母親；祝福父親、祝福母親，也請父親、母親祝福我。」短短的幾句祝禱，就能讓我們與父母之間的能量共振有機會愈來愈和諧。

手足與同儕是與我們生命同行的夥伴，甚至可能比父母、伴侶或子女陪伴我們的時間更長久，因為他們的參與，我們有了可以一起分享生命旅程高低起伏的對象；也因為他們，我們的生命視野得以更開闊，有機會看到更多不同的生命樣態。

手足與同儕常讓我們在不同生命階段裡，有人可以相互陪伴或支持，進而豐富生命，因此值得感謝。

很多人把「伴侶」稱為「另一半」，也就是說，伴侶就像是另一個自己，可以讓我們的生命完整。即使伴侶關係會隨著時間流逝而變化，相處得再好也難免有低潮時刻，但和伴侶相處，只要能夠用心去看，尤其著重於找出對方的好，就能發現彼此在互動、分享、溝通的過程中，對方其實做了很多努力，除了願意試著理解我們、協助與照顧我們，還經常提供意想不到的觀點，雖然我們未必能夠全盤接受或認同，還是值得感謝伴侶的付出。

我們很容易糾結在對方不好或不如己意的地方，然後把對方的好看成理所當然、視而不見，這樣自然會對彼此感到失望。其實無論伴侶關係長或短，是幸福圓滿或千瘡百孔，都拓展了我們的生命經驗，讓我們可以更認識自己，也更認識這個世界。

想要有理想的伴侶關係，一定要懂得好好表達感恩對方的心情，要用對方能夠接收到的方式，確實傳遞謝意，而不是認定伴侶當然可以理解，所以一切盡在不言中。實際上，很多相愛的伴侶就是因為沒能好好表達心意，造成彼此的隔閡與誤解，讓雙方愈走愈遠，實在很讓人惋惜。

2 回歸本有的角色與位階

在所有與他人的關係中，每個人都有自己的角色以及相應的職責與任務，如果關係中的角色錯置、位階失序，就可能導致關係出問題。

我們診間常看到子女在成長過程中，不自覺扮演起父親或母親的角色，與父母站在相同位階上，甚至想去改變他們。例如有些子女會介入父母之間的關係，想要捍衛或制衡其中一方。

親子之間有輩分與位階的角色落差，一旦為人子女者越級擔任更高輩分的角色，容易產生頑強的執著心念，導致內心發生巨大衝突，背負不必要的沉重壓力。

除了子女在父母的關係上越級，另一個常見的角色錯置，就是父母把自己對人生的想像或遺憾投射到子女身上，對他們有諸多期待與要求，一旦子女無法滿足或拒絕回應，父母就可能施加巨大壓力，或是表達強烈的不滿。

沒有人可以代替我們去圓滿人生缺憾，更別說要我們按照他人理想的人生劇本過日子，每個人都應該回歸自身本有的角色與位階，才能讓各種關係和諧流動。

如果覺察到自己與父母的關係有點卡住，可以試著在每日睡醒時，練習感恩父母、祝福父母，將父母的問題或期待歸還給他們，然後帶著愛去祝福彼此。

如果是和子女的關係卡住了，就練習尊重、相信及祝福孩子，只要每天練習三分鐘，就可以讓原本緊繃、對抗的糾結能量逐漸鬆開，身體也會跟著舒展，取而代之的是放鬆平和、充滿愛的輕盈能量。

3 歸還每個人的生命課題

每個人都有此生要學習與經歷的生命課題，無論是親子、手足或伴侶，不管多在乎對方或想為其分憂解勞，都無法代替對方完成自我生命旅程的體驗與學習。

父母之間若有衝突爭執，那是他們兩人之間的課題，子女身為晚輩，既不適合、也不應該介入，如果反客為主，要父母順從子女，孩子可能因此承載過大的壓力，或是充滿無力感，甚至落得滿身傷痕。

有些父母習慣向子女吐露在伴侶關係中壓抑的情緒，子女如果一味承擔，甚至出手干預，就可能讓自己常處在生氣、委屈、心疲累的壓力狀態下，久而久之，只要一想到父母，就會本能的想逃避，很難發自內心愛父母。其實子女能做的，就是給予父母「感恩與尊重」，然後把屬於父母的功課歸還給他們。

我們對手足與同儕也是一樣，可以分享自己的學習體驗，或給予適當協助，但切記所有的幫忙都要有底線，如果對方過度期待或要求，就要拒絕，因為我們無法替代或承擔手足、同儕的生命學習功課，只能給予尊重與祝福。

無論和親密伴侶的關係再好，就算兩人的生命旅程亦步亦趨，一起見證彼此的體驗、學習與成長，但生命課題還是得自行完成。

如果伴侶做出傷害我們的事，無論是言語傷害或外遇出軌、劈腿不忠，只要彼此有意願修復這段關係，願意真誠面對自己也有一定責任，並且能夠在心裡把這些錯誤歸還給應該負責的人，在試著原諒對方的同時，也能真誠請求對方的原諒，一旦責任能夠好好歸屬，雙方能夠原諒、理解彼此，不再困於互相傷害的情境時，伴侶關係才有可能修復，甚至比原來更融洽，進而在未來人生旅程繼續相互扶持，攜手成長。

4 尊重每個人都是獨立個體

無論生命中的重要人物與我們的關係多密切，我們有多麼在乎與關愛對方，依然必須尊重每個人都是獨立個體，沒有任何人可以決定他人的生命選擇，不可能替他人決定人生該怎麼過。

從能量場上可以看到，一個人的生命能量是累生累世存續的結果，也就是說，現今的生命旅程是前一趟生命旅程的延續。每個人本有的特質，以及面對壓力的反應，在關係中感覺自在或緊繃的感受，都有各自不同程度的鬆緊強弱。

很多父母為子女籌謀打算，希望替孩子排除所有可能遭遇的困難挫折，費盡心思希望他們一生風平浪靜，卻因此剝奪孩子發展自我、嘗試各種可能性，包括從錯誤中學習與成長的機會。

其實父母只是引領孩子來到這個世界的人，父母子女只有相聚的因緣，孩子並不屬於父母。每個人來到這個世界，都有各自要學習體驗的人生課題和所要經歷的生命過程，絕不是父母或任何人可以代為決定。

父母一定會對孩子抱著在乎與期待，但養育子女的過程中，親子最好的互動方式，就是陪伴、支持、傾聽與分享。父母應該學習帶著愛與孩子相處，讓彼此自在安適，進而建立良好的親子關係，如果過度期待或一味要求孩子聽話順從，甚至情緒勒索或暴力控制，結果只會讓孩子渴望擺脫父母的管教。

每個人有其天生的「情緒能量類型」，因此每個人都是獨立個體，情緒能量類型分為視覺型、邏輯型、聽覺型與感受型，各有其優缺點。每個人出生前，情緒能量類型就已經被決定，同時生命旅程所要學習的議題主軸也已經被決定。

伴侶關係中的兩個人無論再親密，也一樣是兩個獨立個體，能成為伴侶往往是從相互欣賞、喜歡開始，除了從日常相處中慢慢了解對方的內在想法與感受，更要學習尊重與接受彼此的不同。

人我之間必然有相異的觀點，甚至可能出現南轅北轍的習性，如果看到伴侶和自己的不同，就學著溝通、了解，進一步找到彼此都可以接受的平衡點，不要一直抱持不能認同或無法接受的情緒，否則就會愈來愈糾結。不妨找出對方的「情緒能量類型」，好好認識其內涵，如此一來，當伴侶處於壓力下，啟動「戰或逃」的反應模式時，就能更貼近理解伴侶的內在感受，有助於溝通與相處。

「每個人都是獨立個體」，不只對應在親子或伴侶關係，手足或同儕關係也一樣，我們和每個手足的緣分不盡相同，同樣的，每個手足和父母的關係也都不同，即使擁有共同的父母，但每個人此生的課題也不會一樣。

無論我們與手足、同儕的關係親近或疏離，即使少有聯絡，只要帶著尊重與祝福的心，就可以讓彼此的關係和諧。如果希望與手足、同儕更加親近，就需要主動釋出更多的關心與善意，彼此的能量連結才會變得較為頻繁順暢。

其實，生命中發生的所有事件都只是故事，真正會讓我們卡住的，是故事發生當下隱而未發的情緒。如果想要改善與他人的關係，就要學習清理留在身體裡的情緒，接受並認可自己有情緒，允許情緒自由流動，才不會卡在身體裡。

一旦身體裡的沉重情緒減少，我們才有餘裕去同理他人的看法或感受。如果可以，不妨學著多付出一些，對於出現在生命中的人事物多一些感謝，慢慢的一定可以發現，原來自己擁有那麼多。

真誠接受每個人都是獨一無二的個體，各有不同的想法、背景、說話和做事的模式，看事情有不同的角度，種種差異，都是我們可以學習的對象，幫助拓展自己的思維。當我們可以不帶著期待、要求或批判，真誠接受每個人時，與他人的關係自然就會輕鬆、和諧、愉快。

5 珍惜每段相遇的緣分

父母、手足、同儕、伴侶與子女等，人與人所有的相遇，都是冥冥之中安排好的緣分。父母給了我們生命，生育、教養、照顧我們，對我們的人生產生根本影響；

手足、同儕陪著我們成長，攜手走過或短或長的生命旅程，帶給我們很多人生體驗；伴侶讓我們的人生得以完整，透過和對方相處，我們能更深刻了解自己；子女讓我們有機會為人父母，能夠體驗不求回報去愛人的美好。

所有的相聚、相伴再怎麼有緣分，真正能相處的歲月，最多也只有幾十年，很多人在相聚當下並不覺得緣分彌足珍貴，往往要等到各奔東西，甚至天人永隔之後，才湧現強烈的懷念與不捨，實在有些可惜。

隨著年紀漸長，對於生命的起落變化，理應有更深的體會與領悟，如果可以，盡可能時時帶著關懷和愛，祝福所有在乎的人，把時間多留給生命中的重要人物，把握相聚機會，好好珍惜生命旅程中，每一段與我們同行共學的因緣。

女性與自己的關係

除了與他人的關係所帶來的生命課題，另一個也很重要的生命課題，就是「與自己的關係」，這是每個人終其一生，很基礎、很關鍵的議題，也就是學習去了解自己，並全然接受自己。

成長過程中，每個人都會學到各種「美與醜」、「好與壞」、「喜歡與不喜歡」等二元對立觀念，進而形塑出個人對於世間人事物的好惡與價值判斷，與此同時，這些好惡與價值同樣被我們投射到自己身上，進而產生對自己的評價。

很多來我們診間的患者長久以來習慣批判責備自己，很難認同自身價值，總覺得自己不夠好、不夠優秀，怎麼也比不上他人，如果一直帶著這樣的念頭，就會愈來愈沒自信。其實每個人都是這趟人生旅程的「唯一」，是這個世界獨一無二的存在，根本不需要和他人做比較。

無論此刻我們正在看書、工作或運動……，不管在做什麼事，只要專注當下即可。現代人，尤其居住在大都市的人，很不容易放慢腳步，更別說停下來，總習慣生活中排滿行程才會感覺充實，確信自己有努力做事，得以跟上他人腳步。即使偶爾沒有行程，也總是不斷滑手機，讓自己處於忙碌狀態，一旦生活出現空白，就會焦慮甚至恐慌。

不少父母只要看到孩子沒有在用功讀書，就會不斷叨唸，永遠擔心他們學業落後，對名次錙銖必較。在這種環境長大的孩子很難放鬆，身心總是很緊繃，習慣和他人比較，一直害怕比不上別人，時時刻刻活在壓力下。

我們要學習讓生活適度留白，練習專注但不帶批判的活在當下，才能對周遭人事物有更深的連結與感受，學著去欣賞天上的雲朵、路旁的花草樹木、街邊行走的男男女女，學習傾聽家人的心聲、享受聞到飯菜香的喜悅，允許自己什麼都不做，只是靜靜呼吸，懂得放鬆獨處，即使什麼事都沒做，心也能時時刻刻處在當下，如此一來，就是活出生命最美好的樣態。

1 只有當我們「不愛自己」，才需要「愛自己」

很多人把「愛自己」限縮在「滿足個人欲望」這樣褊狹的定義裡，而「滿足個人欲望」又不斷被各種商業活動詮釋為「滿足物質欲望」，所以隨處可見的廣告活動與行銷宣傳充斥著名牌精品、高檔飲食、豪華旅遊等訊息，鼓勵大家透過消費來犒賞自己，並且要放在社交媒體展示炫耀，直接或間接傳達「人應該要想辦法滿足自身各種物質欲望，這樣才算是愛自己，才顯得高人一等」。

其實「愛自己」可說是個假議題，因為「愛自己」是一個相對的概念，只有當我們做了「不愛自己」的行為時，才會有「愛自己」的概念。

嬰兒出生時，根本沒有「自我」的概念，所以不會自我批判，不覺得自己不夠好、長得不夠漂亮，更不會拿自己和別人比較。好比一張白紙，本身就是純白的，不需要在白紙上做什麼才能讓白紙變白。每個人來到這個世界，原本就是愛自己的狀態，實在不需要多做什麼才算是愛自己。

也就是除非做了不愛自己的事，像是自我批評、自我厭惡、自我貶低……，或是認為自己不夠好、不夠聰明、不夠優秀、不夠帥或不夠美……，才會因此對照出「愛自己」的概念。

所以愛自己其實並不難，只需要避開「不愛自己」的行為和言語，不要落入「不愛自己」的想法框架中即可。

首先，不拿自己和他人比較，認知並接受自己是獨一無二的存在，學著欣賞和肯定自己的努力。與其羨慕別人的美好，不如自己往想要的目標邁進，慢慢的就會愈來愈接近目標。如果希望能夠彈好一首曲子，即使要從學習看譜、練習彈奏樂器開始，只要不斷練習，或是請老師指導，自然就會愈彈愈好，靠著自己努力就可以朝向目標邁進，根本不必和他人做比較。

再者，不要批判或責備自己，自我批判和自責，容易讓人感覺無力沮喪、價值感低落。反思和批評、自責不同，不批判不代表無法反思。反思是想想自己哪裡還有進步空間，思考下次可以怎麼做得更好，所以能帶來成長動力。但自我批判或自責則是不斷貶低自己，認為自身很差勁、不如他人，更甚者還會用廢物、魯蛇等字眼來傷害自己，讓自己失去動力和生命力。

我們要練習覺察頭腦裡經常出現的微弱聲音，這些負面想法或念頭雖小，卻帶有破壞力，所以一旦覺察這些想法又出現了，就告訴自己想法只是想法，本來就會不斷變化和來來去去，並沒有真實性，就像天上的雲朵，看到了就好，不必理會。

有不少「不愛自己」的行為和想法來自原生家庭的父母或求學時師長的教育方式，傳統教育方式經常拿孩子與他人比較，時常以批判和指責的方式，希望孩子精益求精，不驕傲自滿。

如果孩子的特質有配合他人以逃避衝突的傾向，就可能選擇自我犧牲來贏得他人的認同與憐愛，藉此證明自己的價值。而女性比男性更容易有這樣的傾向，像是東方社會中，常有女性為先生和孩子毫無底限奉獻自己，就是很明顯的例子。

人當然可以選擇為他人付出，尤其是自己在乎的人，但重點在於所有的付出必須是「心甘情願」，不期待對方能有所回饋或感恩戴德。要在付出的當下，能夠感覺喜悅滿足，明白這就是付出所能得到的回饋，清楚明白是自己真心所想所願。

如果期待付出可以得到對方的感恩或後續的回報，一旦對方沒給出我們期待的反應，就感到失望、埋怨或不甘心，那就不能算是心甘情願的付出，也就是做了「不愛自己」的選擇。

例如，明明不想早起替先生和孩子做早餐，卻擔心他們沒吃早餐或外食不健康，所以勉強自己起床做早餐給家人吃。當先生或孩子不喜歡自己做的早餐，或沒有感謝自己的用心，反而抱怨不好吃時，就會覺得既委屈又哀怨。

這是因為自己選擇起床做早餐的當下，並非全然心甘情願，而是擔心家人不健康，所以勉強自己這麼做，背後的動機其實是擔心害怕，而不是無條件的愛和喜悅，所以做早餐的過程並不開心，結果也就不容易開心。

愛自己當然也包括盡量照顧好自己，像是吃得健康、睡得飽，培養適度運動、晒晒太陽的習慣，照顧好自己的心情，努力保持身心平衡，自然可以活得很美好。

2 創造理想的自我關係

要創造理想的自我關係，基本前提就是真誠的了解自己，認識自己的「情緒能量類型」，即是一種有效了解自己的方式（有關情緒能量類型的詳盡說明，請參閱許瑞云醫師與鄭先安醫師合著的《逆轉慢性病》，以及許瑞云醫師與陳德中心理師合著的《別再說都是為我好》）。

當一個人處於放鬆、平衡的狀態時，往往可以用後天學習來的特質或反應模式，去回應他人與周遭環境，但是當進入高壓或緊急的「戰或逃」情境時，就會回歸個人天生的情緒能量類型，而個人的情緒能量類型往往也可以看出一個人此生的生命課題主軸方向。

沒有所謂「完美的」情緒能量類型特質，無論自己是哪種類型，都有各自的優勢與弱勢，要學習了解並接納自己的每個面向。

認識自己的同時，必須認知到自己是宇宙中獨一無二的個體，每個人的生命學習歷程都有專屬且無可取代的成長體驗，即使是父母、手足、伴侶等生命中如此親近的人，對於同一個事件的感受或對特定故事的詮釋也都有所不同，因此，只要在過程中看到並肯定自己的努力與付出，不需要對自己的好惡或選擇加以批判。

很多人對自我的要求很高，雖然適度要求自己的確是一種「動力」，能讓自己完成想做的事，不過一旦過度要求，也就是目標遠超出當下能力所及的範圍，那麼「動力」就會變成「壓力」，讓身心持續處於備戰狀態，可能出現失眠、焦慮、恐懼等狀況，甚至嚴重傷害身體。如果經常有情緒焦慮、睡眠障礙、身體緊繃等問題，就可能有過度要求自己的傾向。

相較於西方社會，東方社會的「好」，經常是與他人比較後的結果，因此在東方文化中長大的人，從小得到的肯定通常是與他人比較後「勝出」的結果，很少是因為單純的自身特質，這也使人很難發自內心欣賞自己。如果覺察自己有這樣的問題，就要學著看到自己的特質，並且學習接納與肯定自己。

要找到人生旅程的方向需要學會放鬆，才能深入內心，真誠的感受自己，進而懇切的了解自己。一個人內心真正想要追尋的事物，除了自己感興趣、有意願學習、樂於嘗試探索，並且可以讓個人天賦得以發揮之外，在幫助自己之餘，如果還可以幫助他人，可以是此生的學習方向。

摸索尋找人生方向的過程中，務必親自體驗與嘗試，在每次體驗與嘗試後，爬梳並整理自己的感受，然後從中找出二、三個願意繼續深入探究的方向。每個選擇的學習與體驗過程都不會白走，一定會帶來體驗、留下經驗，只要持續追尋，就有機會找到想繼續學習、利己也利人的人生方向。

每個生命的相聚，都是冥冥中的安排，也帶來生命旅程的學習功課。每個學習的功課都會帶來生命的成長與智慧，所以應該抱持感恩之心，謝謝這些因緣的聚合。練習覺察每當感恩之心浮現時，身體的細微變化，自然會發現很多卡住的情緒糾結慢慢鬆開了一些。

我們與自己的關係，有一個重要的學習重點，就是「安住當下」。人類只是地球空間裡的生命形式之一，每個人的生命旅程僅是時間長河裡的一段短暫存在，如果用時間軸來思考人生，每個「當下」只是人生旅程中的一個點，所有人都僅能活在「當下」，接受自己「當下」的狀態，知道未來想前進的方向，其實就足夠了。

這輩子生命旅程的學習、成長與所作所為，將決定下一趟生命旅程的方向與可能相聚的因緣，因此不要吝於付出或給予，此生我們無條件奉獻的一切，就是為下一段生命旅程積累的良善因緣。

除了好好照顧自己、關懷生命中的重要人物之外，如果能力許可，就盡量從事回饋社會、服務大眾、愛護動植物、環境保護等各種善行，無論再小的事件，都可能開啟一連串良善的循環，播下善因緣的種子。

♥心能量練習 1 回到當下——跳脫過去，安住心神

每天撥一點時間進行回到當下的心能量練習，愈能這麼做，心安定的時間就會愈長。專注在周遭人事物上的「覺」就是當下，或是練習回到身體上的覺也是當下。

- 吸一口氣，然後慢慢吐氣，把專注力放在吸氣、吐氣過程的覺，氣流進到鼻腔、離開鼻腔的感覺，或是吸氣過程腹部起伏的感覺，這些都是當下。
- 全身皮膚都有覺的能力，可以從指頭、指尖、手掌、手背……，去感覺空間的訊息，是回到當下。
- 感受走路時每一步踩在地上的感覺，是回到當下。
- 感受吃飯時每一口食物進到嘴巴咀嚼的感覺，是回到當下。

當我們的心很專注在這個當下時，會發現腦中的想法很少，因為只有看到、聽到、感覺到什麼，腦袋可以不用思考。

當心愈能專注在覺的概念上時，就會愈安定，愈能回到當下安住。

請掃描 QR Code，觀看「回到當下」心能量練習示範影片。
https://qrcode.cwgv.com.tw/bgh2101

4 女性疾病與生命課題

人體是一個能量場

量子物理學揭示，每個量子都是一種頻率、一種振動，現代物理提出的「量子糾纏現象」，更證實相關聯的兩個粒子之間無論相隔多遠，不受時空限制，都可以同步共振，形成所謂的量子纏結狀態。由於每個生命體都是能量短暫聚合的物質形式，人體也是由許多微粒子與能量構成的物質體，因此人體就是一個能量場，而人我關係便是量子共振相互影響的結果。

當我們興起一個念頭，量子糾纏現象就跟著發生，產生的能量會以粒子形式在不同軌跡上行進，由於能量之間沒有界線區隔，所有生命與能量皆相互連結，這些連結有的弱、有的強、有些鬆、有些緊……，不時還會糾結堵塞，因此我們任何念頭或情緒反應，都會與所有我們在乎的人事物產生連動，對整體能量場帶來影響。也就是說，一個人的能量狀態，除了影響自己的身心健康，也會影響人際關係。

舉例來說，一旦母親糾結的情緒粒子旋轉，就會帶動女兒的粒子跟著同步旋轉，也就是母親的情緒能量會引動女兒的能量；反之亦然。往來消長，就決定了母女之間的關係狀態。

我們從多年的臨床經驗得知，幾乎所有慢性病背後，都有著相應的糾結能量動力，如果糾結的時間太長，就會造成身體負擔，損及健康。深入探討這些糾結的能量動力往往會發現，絕大多數的疾病，都連結到患者本身的某個關係課題，因此無論是在診間或是團體療癒的場合，我們經常透過檢視並調整家庭成員之間的能量動力，來改善成員與他人的關係，進而促進身體的健康。

當一個人有能力去感受能量場域的變化，就能夠感受到人我之間能量的互動狀態，進而可以學習調整各種人我關係。事實上，每個人都具備感應能量的能力，這也是為什麼我們每年舉辦的能量工作坊，在課程結束時，總有高達九成以上的學員表示透過課程所學，能夠開始感覺到能量動力。

其實人類的情緒起伏或糾結都只是體驗，是用來幫助我們的工具，好讓自己達成這一趟生命旅程想要完成的學習與成長。每個人天生就有足夠的敏感度與能力，可以透過調整自己的能量，來改善修復與他人的關係，只不過很多時候我們的心被大腦的想法所擾，鈍化了覺察力，才會暫時失去感應能量的能力。

訊息能量與家庭能量動力的呈現

訊息能量與家庭能量動力的呈現是我們在診間治療時經常使用的方法，這是透過檢視患者自身的能量場，了解患者帶著什麼樣的訊息能量。一個人身上的不同器官、不同部位，甚至是不同疾病，都會有不同頻率的振動，透過解讀這些訊息能量頻率，可以得知個人內在潛藏的念頭或想法，有時候甚至當事人的顯意識都未必察覺。

要釐清一個人內在的潛意識或真實期待，除了解讀個人的訊息能量，還可以透過審視患者原生家庭的動力情況，來追溯形成個人訊息能量的過程與原因，唯有找出這些連結，才能協助患者做出相應的調整，只有當導致疾病產生的動力消失或緩解，疾病才可能根治，否則就算治癒了，也可能再度復發。

人體本身帶有「訊息能量」，「家庭能量動力」就是透過了解並正確解讀一個人的訊息能量所傳達的資訊，做出適當回應與調整，讓原本糾結的心念有機會鬆開，回歸平衡穩定和諧狀態。

很多人對於訊息能量的存在與解讀存疑，因為絕大多數的人都看不到訊息能量，更別說要加以解讀。其實一直以來我們理解的「看」，也是透過外在物質反射後進入眼睛，再由大腦歸納詮釋得出的結果。人類五官的能力有其極限，只能接受特定範圍內的訊息，很多動物的五官感受力比人類敏銳很多，雖然如此，宇宙裡仍然有許多人類聽覺、視覺、嗅覺等感官無法接收的音頻、色彩、氣味等物質或能量存在，例如微波或電磁波。

其實每個人天生就具備感應能量的能力，但是就像兩個人要能對話，前提是彼此都能使用同一種語言溝通，才能理解互相要傳達的訊息意涵。有些人具有解讀訊息能量的能力，可以解讀某些頻率所傳遞的訊息，來到診間的患者如果身上特定區塊有病變，我們可以透過解讀該處振動頻率所散發的訊息能量，和患者一起找出致病的根本原因，進而給予適切的建議，幫助患者解開糾結的情緒或是心念，好讓身體有機會恢復健康。

因此，我們就只是可以接收到多數人無法接收的一些訊息，而我們也不是世界上獨有這項能力的人，許多國外專家學者都有同樣的經驗與能力，也有愈來愈多研究提及，某些疾病和個人的意識心念相連結，例如日本法學博士兼潛意識專家藤堂博美曾在著作《與身體對話，就是與神對話》提出類似概念和經驗。

其實訊息能量的接收與解讀，並不只是使用眼、耳、鼻、舌、皮膚來處理，雖然有時候我們會說「看到能量」，但這裡的「看」比較像是透過被稱為「第三隻眼」、位於大腦正中央的「松果體」去接收訊息，因此與其說是「看」，或許更精準的說法是我們與患者的頻率共振。

此外，人體器官累積的情緒能量或空間訊息，都是各種振動頻率的存在狀態，只要心夠安定，每個人都能夠開啟潛能去覺察、解讀這些訊息。

如同量子力學所說，當粒子轉動時，另一個粒子也跟著轉動，我們是跟患者的訊息能量同步，這也是為什麼當我們透過訊息能量或家庭能量動力的方式看診時，經常可以很快直指患者生命經驗的重大內在情緒議題或關係問題，患者如果梳理關係，調整了心念，訊息能量就會跟著改變。

我們在診間不時可以見到，患者原本強烈不適或久治不癒的病症，在心念改變的當下，就得以明顯改善。

其實解讀訊息能量的能力是可以學習訓練的，就像醫學生可以學習如何用聽診器聽到心音的各種變化資訊。我們開設好幾場能量動力工作坊，也有一些醫生或療癒師持續跟著我們學習，慢慢也培養出這樣的能力，進而提升診治和療癒的效率，有興趣的人都可以來體驗。

有關能量工作坊相關活動訊息，請見心能量管理中心網頁。
https://www.mindenergy.com.tw/

歡迎掃描 QR Code 加入「許瑞云醫師身心靈養生法」LINE 官方帳號，可於第一時間獲知活動訊息。

可能造成身體疾病的因素

1 熵增定律

「熵」（Entropy）是指物質內在的混亂程度，熵增定律是指所有物質都會從有序走向混亂。人體也是一種能量聚合而成的物質狀態，所以組成人體的細胞、基因或其他微細物質，也會如同「熵增定律」所言，隨著時間推移，身體不可避免朝著發散、分解、失序的老化方向發展。

一個人如果身心靈和諧平靜，通常有較好的能力來緩和物質發散、分解、失序的情況，確保身體這個物質結構的穩定。事實上，人體本來就具有強大的自我修復能力，只有當內部不穩定或損傷過大，超過可自行處理的程度時，才會發生細胞或組織出現功能或結構改變，甚至引發疾病。

2 長期處於「戰或逃」的壓力模式

人體傳出與傳入訊號的聯繫主要依賴神經系統網路，靠著微電流在神經迴路傳遞各種訊息，如果負責傳導的神經網路處於能量穩定流動的狀態，身體的修復能力就可以保持穩定；但若長時間處在壓力下，人體就容易被大腦想法所困，不斷自動開啟「戰或逃」的本能反應模式，這時身體內部組織就會呈現「失聯」狀態。

3 心被卡住了

我們會將從小到大經歷的各種事件記憶儲存在大腦中，其中帶著強烈情緒的事件資料，會與大腦產生強固的迴路連結，成為緊綳或糾結的心念。卡住的心念與壓抑的情緒能量如果持續累積，時間一久就導致物質發生質變，造成身體發生急症或是慢性疾病纏身，這就是愛因斯坦所說，能量和物質可以互換（$E=mc^2$）。

4 外在生活環境的負擔增加

當生活的外在環境負擔變大時，例如不當飲食、空氣汙染，身體的免疫系統與修復能力就會跟著受到影響，一旦負擔大到身體失序、失衡的損傷情況增加，就會讓身體結構產生變化，增加疾病的發生機率。

5 疾病的軌跡

多數疾病在症狀浮現之前，其實都已經運作多時。疾病有其行進的軌跡，特別是高血壓、糖尿病、代謝症候群等各種慢性病往往「有跡可循」，追根究柢，經常都是長期控制不良的結果。

以心血管疾病為例，在發生重大心血管疾病之前，通常早就有血壓、血糖、血脂、腹部肥胖等身體指標控制不當的問題。

人體內的代謝問題往往是飲食、生活習慣造成身體逐漸改變、長期累積的結果。飲食偏好與生活習慣的養成，則來自我們與原生家庭或周遭環境互動下的選擇，事實上也都是心的運作。

人體是一種物質型態，所有生命都一樣，有出生就有終了，我們能做的是盡量減少體內與環境因素帶來的負擔。每個人都有這一趟生命旅程要學習和完成的課題，這些課題經常以引發我們強烈情緒的事件出現在生命中，讓我們學習進而跨越。

經歷生命課題的考驗與學習後，如果事後想起來，依然感覺身體緊繃、情緒浮動，就表示還沒真正跨越這個生命課題；直到再次碰觸這個生命課題時，身心都很放鬆，可以自在而不帶強烈情緒的回想或談論，才表示已經完成這個生命課題的考驗。

不妨每天留給自己一點時間，練習掃描身體，感受身體與每個部位的連結（參考六五頁「身體掃描」心能量練習示範影片），然後一一鬆開身體的不同部位（參考六六頁「放鬆身體」心能量練習示範影片）。

當身體愈能處於放鬆狀態，覺察自己的情緒與想法的能力就會愈好，也才能夠更清楚看到卡住自己的生命課題。

生命課題帶給我們的成長與學習，是一件值得感恩的事，當心安定了，心裡的雜念與身體的雜訊愈來愈少，起心動念的能量就會更強，對周遭人事物或對自己身體的影響力就愈大，自然就能更平和、自在。

雖然學習自我覺察，幫助維持心念平和，讓個人的訊息能量處於平衡和諧狀態，有助於緩解疾病，甚至能夠對治疾病，但仍建議患者應該視病情發展輕重緩急，適時至醫療院所接受專科醫師診治，再一邊學習調整卡住的心念與情緒，多管齊下，幫助身體更快回歸健康狀態。

心能量練習 2 身體掃描——連結身體，讓心放鬆

可以放輕鬆柔和的音樂陪伴，專注呼吸的過程，心自然會一步一步安定下來。

1 吸口氣、慢慢吐氣，在慢慢吸氣、吐氣的過程，感受氣流進出鼻腔的感覺，甚至經過鼻腔到肺部的感覺。

2 當能明確覺察到呼吸時，把專注力連結到身體每個位置，感受每根手指、手掌、手臂、上臂、肩膀、脖子的感覺，感覺到的時候，主動幫它們放鬆下來。

3 感覺額頭、眉毛、眼睛周圍、鼻腔周圍、臉、牙齦、牙齒、舌頭、頭皮的每個部位、頭髮、耳朵、耳朵周圍、頸部、肩膀、胸部、背部，將心放在哪個部位，就可以送出放鬆的訊息，幫助它放鬆再放鬆。

4 感覺腹部輕微起伏，感覺下腹部、臀部、大腿、小腿、腳、每根腳趾，依序感受身體各個部位。

練習一段時間之後，可以同一時刻連結身體每個部位，當身體足夠放鬆，甚至可以感受到一種能量的存在狀態，身體甚至可以消失，因為身體只是一種能量的組合。

練習時如果時間、空間允許睡著，試著把身體放鬆到最鬆的狀態，經常練習後，只要一、二分鐘就可以睡著；如果不允許睡著，仍然可以把身體放鬆到某種程度。從身體的放鬆帶動心的放鬆，心愈放鬆就愈安定。

心能量練習3　放鬆身體——腦袋放空，讓心安定

試著感受身體的每個部位，練習時可以放輕柔的音樂，把專注力拉回到身體各個部位的感覺。

1 先深吸一口氣，慢慢吐氣，過程中把專注力放在頭頂、頭皮位置的感覺，感覺到以後，試著幫助這些地方放鬆開來。

2 繼續慢慢吸氣、慢慢吐氣，感覺額頭、眉毛、眼皮、臉，試著感覺這些部位，

請掃描 QR Code，觀看「身體掃描」心能量練習示範影片。
https://qrcode.cwgv.com.tw/bgh2102

幫助這些部位放鬆開來。

3 繼續慢慢吸氣、慢慢吐氣，感覺耳朵、頸部、肩膀放鬆開來。

4 試著在每個吸氣過程感受身體各個部位，在每個吐氣的過程幫助這些部位放鬆再放鬆。

5 繼續慢慢吸氣、慢慢吐氣，感覺胸部、背部、腰部、腹部、大腿、小腿、腳背、腳底、腳趾，然後幫助這些地方鬆開來。

放鬆過程好好感受身體，尤其很多人因為承擔許多壓力，常常會覺得肩、頸部位很緊，也可以揉按覺得緊的部位。

每天利用三、五分鐘放鬆身體，同時腦袋會放空，當我們的心在鬆的當下，身體覺的當下，心會安定。

請掃描 QR Code，觀看「放鬆身體」心能量練習示範影片。
https://qrcode.cwgv.com.tw/bgh2103

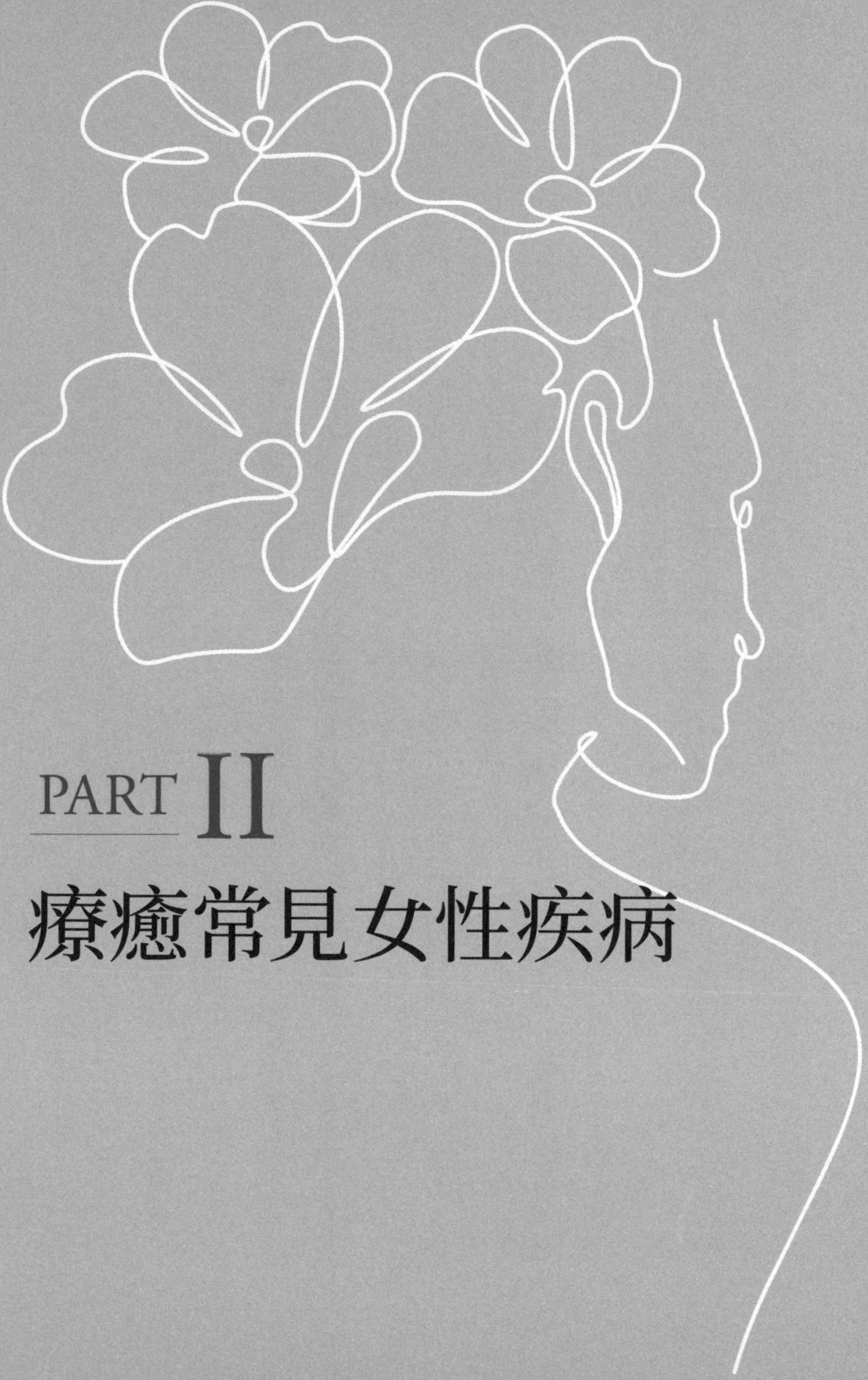

PART II
療癒常見女性疾病

與婦女性徵相關的身體部位，主要包括乳房以及位在下腹部骨盆腔的卵巢、子宮、輸卵管、陰道、會陰等。一般而言，女性從八歲到青春期階段，身體會在內分泌系統的作用下產生第二性徵變化，除了長高、增重，還包括乳腺發育、骨盆生長、皮下脂肪變厚、陰毛與腋毛日漸濃密，與此同時，還將迎接子宮內膜成熟剝落的初經來潮，有些人會開始冒出青春痘，三圍曲線也日益明顯。一旦乳房、子宮等性徵器官發育成熟，就代表著身體已經發展成適合受孕的生理環境。

現今女性的適孕年齡約落在二十五到三十五歲之間，但只要尚未停經，就有受孕的可能，隨著年紀愈長，懷孕生子的風險愈高。

多數婦女約在四十五到五十五歲之間卵巢功能會開始下降，月經週期變得不規則，一旦超過一年都沒有月經，就可能進入「停經」階段，而所謂的「更年期症狀」通常出現在停經前後五年這段期間。

後文就常見的女性疾病及我們診間的案例進一步說明影響女性健康與疾病的推力，以及如何解開生命的糾結，恢復身心健康。

5 會陰與陰道問題

會陰部位的皮膚搔癢或陰道微生物感染，都與私密部位的環境狀態有關。會陰部位如果過於乾燥，甚至產生脫屑、搔癢，可以試著擦乳液來改善；若是太過潮濕悶熱，則應選擇吸汗、透氣、乾爽的底褲，並且勤於更換。能量場上可以看到，顯現在會陰部位的皮膚問題，通常與難過、悲傷、生氣的情緒有關，而這些情緒的源頭，又經常與伴侶關係有關。

至於陰道微生物感染，就要從私密部位的清潔維護著手，平時在性接觸前後或陰道分泌物增加時，要盡量保持乾爽，避免潮濕悶熱，以免微生物滋生。能量場上看到微生物感染的問題，與陰道黏膜是否完整以及局部免疫系統是否平衡有關。陰道微生物感染經常是生氣惱怒等情緒累積所引起的發炎反應，追溯源頭常會發現與伴侶關係不和諧有關，以至於潛意識不想和伴侶發生性行為。

真實案例 1 陰道搔癢及子宮頸發炎

肯定和欣賞自己，找回生命動力

旻音一年前發現子宮頸發炎，雖然定期追蹤，卻時好時壞，至今還無法完全康復。加上長期睡眠不足又壓力過大，導致免疫力欠佳，不時出現陰道搔癢和白帶過多等症狀，前陣子又因為泌尿道發炎頻跑廁所，讓身為老師的旻音很困擾，雖然這並不是惡疾，卻嚴重影響生活品質，讓她不勝其擾。

旻音來求診的時候，整個人看起來無精打采、垂頭喪氣，好像什麼事都引不起她的興趣。我看了旻音的能量場，試著找出她這麼無力的原因。

許多婦科疾病常以「發炎」的症狀呈現，一般來說，發炎通常和生氣、惱怒的情緒有關。

觀察身體發炎或疼痛處時，經常都會看到積累的生氣能量。如果身體一直承受強烈的憤怒情緒，就會處於想攻擊或壓抑的狀態，生氣的時候，身體會明顯緊繃起來，產生帶有熱能的能量，所以經常生氣的人免疫系統容易處於亢奮狀態，久而久之就會導致發炎。

我問旻音：「妳在生誰的氣呢？」

旻音：「我很氣先生，他明明知道我和孩子需要他，卻還是我行我素過他想要的生活，根本不在乎我和孩子。」旻音面有慍色，說話的語氣也明顯不悅。

「的確有些人即使結了婚也沒有意識到婚後生活必須做出相應調整，身負不得不扛起的責任，還是跟婚前一樣，想做什麼就做什麼，不懂得考慮伴侶和孩子的需求。就好像很多母親沒有意識到孩子已經大了，自己需要做出相對的調整，還把成年的孩子當做不懂事的小孩來管教。我們可能無法改變先生的心態，但可以為自己做很多事，妳覺得可以為自己做什麼事呢？」我問旻音。

「吃好、睡好。」旻音淡然的說。

「嗯，吃好、睡好的確很重要，但除了這兩樣，妳還記得結婚前是怎麼過日子的嗎?很多女性婚後就忘了結婚前是怎麼生活的，明明婚前也過得很不錯，有很多興趣、喜好，也懷有對未來的夢想，不過一旦結婚，就把所有曾經喜歡的、渴望的、積極追求的一切拋在腦後。妳還記得婚前有什麼興趣或嗜好嗎？」

旻音：「我真的忘記了。」她很努力回想，卻怎麼也想不起來。

「這樣啊，那說幾個妳可能會有興趣、覺得可以用來好好陪伴自己的方式。」

「聽音樂、做甜點、練瑜伽。」旻音想了想，擠出這三件事。

「音樂看起來對妳有些能量。妳喜歡音樂嗎？有沒有彈過什麼樂器？」從能量場上，我看到旻音的能量對音樂特別有共振。

「我喜歡……彈鋼琴。」旻音顯得有些遲疑。

旻音已經疏於照顧自己太久，所以過去很喜歡的東西都變得陌生，其實從能量場上可以看到，當代表「音樂」的能量出現時，她的子宮突然就有了動力，所以我請旻音看著代表「音樂」的動力，跟著我向「音樂」說：「你永遠會在我的生命裡，你是我生命的一部分。」

「要跟著醫師說出來嗎？」有點激動的旻音不知所措的問。

「如果妳說得出來，就跟著說，但不能像背書，而是要發自內心說出來，不要只是跟著我唸一遍。如果妳說不出口，就直接說自己現在還沒辦法，不要勉強。」我告訴旻音。

她點了點頭。

「你是我生命的一部分，很重要的一部分，只是我把你忘記了。你曾經陪伴我很久，給我很大的支持，我願意把你重新找回來，我可以享受彈鋼琴、享受音樂、享受生命。」旻音跟著我向「音樂動力」說出這些話，又接著說：「我覺得有點不確定，有點怕怕的……」

「因為妳已經離開音樂太久，也許沒辦法馬上就彈得像以前那麼流暢，但是沒關係啊！以前剛開始學鋼琴的時候，不也是從不順練到順嗎？」我對旻音說。

「其實去年爸爸過世以後，我每次聽音樂都覺得非常傷心。」旻音說完忍不住放聲大哭。

看看自己很棒的地方

測試了旻音的情緒能量類型，發現她平時是一個很善良、很有感受力、很懂得為別人著想的感受型人，不太懂得拒絕別人，總是慣於犧牲自己去滿足他人的需求，但當壓力大到一個程度，處在戰或逃的情境，她的情緒能量類型就會變成聽覺型人。

聽覺型人很容易自我批判，一旦掉進自己的想法裡，不知不覺就會開啟內心小劇場，展開一連串內心戲，一不小心就會偏離真實。所以聽覺型人要學著認識自己，意識到自己很容易自我批判，因此要懂得肯定自己，去看到自己的美好，這樣別人也才會看得到自己。

此外，聽覺型人還要學著把他人的評價歸還給對方，提醒自己不要和別人比較，也不要太在意別人的眼光。一個人就算常被別人說很美，也不會變得比較美；就算被說很醜，也不會因此就變得比較醜。我就是我，是獨一無二的個體，不會因別人的評價而有所不同。

一個人只有不和他人比較，內心才不會匱乏疲累，而這正是聽覺型人必須學習的重要課題。

聽覺型人對於藝術、音樂經常有敏銳的興趣與天分，但又老是覺得自己做得不夠好，結果把興趣變成一種追逐，不斷壓迫自己必須做到完美，反而讓興趣變得充滿壓力，不再好玩。

應該要學著把興趣看成一件喜歡的事，單純享受其中的樂趣，不和他人做比較，也不批評自己，只有這樣，興趣才會成為個人生命中的支持與動力來源。

旻音的動力顯示她經常看不到自己，所以內在缺乏動力，充滿無力感。聽覺型人一天到晚都在想著自己不夠好的地方，能量場上看到旻音連站都站不起來，之所以如此，是因為她把自己打趴在地上。

很多時候人之所以會生氣，是因為無法肯定和欣賞自己，卻又期待別人懂得肯定和欣賞我們。

我要旻音去看看自己很棒的地方，把值得欣賞的特點記下來，然後請她講幾個覺得自己值得欣賞的地方。

「我很努力……」旻音講得很小聲。

「還有呢？」我問。

旻音頓時不發一語，顯得很為難。

「我很會替別人著想、我很善解人意……」明明她有很多美好善良的優點，總會替他人著想、樂意成就他人，但她第一時間卻一個都講不出來。

每個人都是獨一無二的

一個人說不出自己的優點，往往是因為在和別人比較，覺得如果沒有做得比別人好，就不能算是優點。

我們常常習慣跟這個比、跟那個比，但事實上與他人比較並沒有什麼意義，就好像拿自己去和他人比身高、比長相……，有意義嗎？

如果不跟任何人比較，就會明白，比較金錢沒有什麼意義。如果去和上市公司老闆，甚至台灣前百分之五的富人相比，當然會覺得自己很窮、很匱乏。另外，我們也容易有從眾心態，認為只有被多數人認同的功成名就才算優點，不常被大家追捧的特質就不算什麼。

事實上，所有與他人的比較，無論比的是什麼，都沒有意義。旻音光是從外表就可以說出一百個很棒的地方，像是臉型很美、眼睛很亮、身體很柔軟……，明明自己有那麼多很棒的地方，卻因為習慣和別人比較，所以連一個優點都講不出來。

每一個人都是獨一無二的個體，像有些人筋骨很軟，可以當瑜伽老師，但難道筋骨不夠柔軟的人，就不能成為瑜伽老師嗎？當然不是這樣！天生筋骨不夠柔軟的人，如果可以找到方式慢慢練習伸展和放鬆筋骨，也許更適合教導筋骨不夠柔軟的人學習瑜伽。只要能成為最好的自己，盡心盡力的享受過程中的自己，每個人都有機會成為瑜伽老師。

「我會替別人著想、我的眼睛很漂亮、我的聽力很好……」聽完我的話，旻音突然一口氣說了好幾個自己很棒的地方。當旻音開始認真肯定自己時，能量場上就看到代表動力和子宮的能量，就有力氣可以慢慢站起來了。

接著旻音告訴我，當她說出：「我很努力。」馬上忍不住懷疑的問自己：「我有很努力嗎？」

旻音的這個疑問，正是聽覺型人很典型的反應，每當他們肯定自己時，伴隨而來的就是自我懷疑的念頭。聽覺型人可以說出一千個自己不夠好的地方，但一旦要說自己的好，就會講得吞吞吐吐、支支吾吾，其實聽覺型人特別需要自我肯定，尤其是透過言語來肯定自己。

旻音還有一個習慣，就是會勉強自己替別人著想，所以時常感到委屈。雖然能夠替別人著想是一件好事，但得要自己心甘情願，如果覺得不甘願，就不需要勉強自己去做。我請旻音跟著我說：「我願意心甘情願的替別人著想，但會設立界線，一旦感到不樂意，也可以輕鬆說不。」

拋開劇本，看見真實的自己

如果你是聽覺型人，一旦感覺對方的言語似乎有批判或貶意，就要試著問對方：「你的意思是XXX嗎？」

如果對方表示：「我沒有這個意思。」就要學習相信對方，並練習去看到對方話語背後，可能是一份關懷和在意。

比起讚美和欣賞，我們的文化比較傾向抱怨和批評，從小在這樣的文化中成長，讓我們很習慣自我批判，所以下次又覺得自己不夠好時，不妨問問自己：「真的嗎？這是真的嗎？我有什麼地方其實做得很好呢？」

肯定自己的努力和用心，無論做什麼，只要願意不斷用心練習，都會愈做愈好。凡事都有進步空間，並非當下的自己不夠好，就如同音樂家或舞蹈家即使再厲害、再知名，也都還要繼續不斷努力練習、精益求精，因此每個當下都是最好的自己。

從神經學的角度思考，聽覺型人可能是音訊路徑連結大腦的神經迴路特別強，因此容易串聯許多故事。一旦故事串聯愈廣、連結過去帶著情緒的故事，情緒反應就會跟著愈強烈，就愈容易讓自己深陷在故事中無法跳脫，嚴重者甚至可能出現類似思覺失調的問題。

如果察覺到自己有這樣的傾向，就要學習分辨哪些故事是自己腦中搬演的劇本，只是想法，並非事實，練習看清楚真實的自己，然後將注意力拉回到自己的身體。

各種不同的情緒浮現，其實都在動員我們的身體，如果任由大腦不斷發號施令，讓身體一直維持緊縮、防衛或撤退等不穩定的備戰狀態，就容易導致發炎。這種情況下，西醫可能投以抗發炎或類固醇等抑制炎症的藥物，但藥物只能減緩或控制疾病，卻無法根治，一旦停藥，疾病很容易捲土重來，只有找出源頭才能治本。

臨床上，無論三高或其他慢性疾病，抑或是惡性腫瘤等重大疾病，幾乎所有疾病都有逆轉的可能，關鍵在於找出致病的源頭，了解身體為什麼會有這樣的反應，進而加以處理對治，才能恢復健康。

旻音的能量遲滯、緩慢、無法流動，所以我們建議她要常常練習讓身體跟著音樂畫出無限符號「∞」的能量運動（參考下頁「身體畫出無限符號『∞』」能量運動示範影片）。

能量的流動需要空間，但日常緊湊的生活節奏，身體不知不覺容易變得僵硬緊繃，特別是女性的臀部很重要，因為這是人體脈輪中海底輪所在的位置，一旦海底輪呈現關閉狀態，就容易缺乏生命動力，導致心情沮喪，甚至有輕生的念頭。所以旻音很適合做畫∞的能量運動，幫助開啟海底輪，進而啟動生命力。

能量運動 1　身體畫出無限符號「∞」——啟動人體奇經八脈、引動喜悅生命力

1 播放輕快的音樂，用雙手在空中畫出或大或小的∞，大大小小都要畫。

2 伸展身體不同部位，像是雙腳或臀部，輕鬆跟著音樂畫出大大小小的∞，幫助能量流動。

3 如果身體哪裡特別不舒服，就在不舒服的部位多畫幾次，特別是常常感覺身體冰冷的人，只要多畫幾次，身體就會慢慢暖起來。

4 畫的同時，記得讓心也跟著動起來，不要只有形式上的動作，必須帶著專注，去感覺手在動、身體在動。

透過這些動作，可以啟動人體的奇經八脈，引動喜悅的生命力。

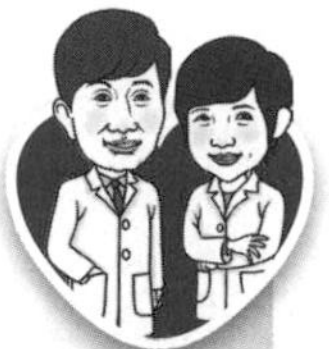

許醫師 鄭醫師｜心觀念

- ♥我們也許無法勉強他人對自己好，但還是可以為自己做很多事，善待自己。
- ♥歸還他人的評價，不需要和別人比較，不要太在意別人的眼光，別人的眼光與想法其實和我無關。
- ♥練習跟著音樂做「身體畫出無限符號『∞』」能量運動。

請掃描 QR Code，觀看「身體畫出無限符號『∞』」能量運動示範影片。
https://qrcode.cwgv.com.tw/bgh2104

真實案例 2 陰道發炎、子宮頸糜爛及子宮頸癌前病變

當然可以愛自己

詠汝飽受陰道發炎之苦近十年，為了治療子宮頸糜爛的問題，遍訪中、西醫，卻一直沒能根治，幾年前健康檢查時，還發現疑似子宮頸癌病變。看過那麼多醫生，病情卻時好時壞，詠汝除了擔心害怕，實在不知道該怎麼辦。

從詠汝的能量場中，我看到很多傷心和憤怒的能量，這股能量連結到她的伴侶關係，因此我對她說：「如果子宮頸長期發炎，嚴重到一個程度，就容易有轉成癌症前期的傾向，我處理過許多子宮頸癌或子宮頸病症的個案，幾乎都與伴侶引起的情緒有關。有哪一段伴侶關係讓妳傷心又生氣嗎？這個人是妳現在的伴侶嗎？可以告訴我他的姓氏嗎？」

詠汝想了想，說：「應該不是我現在的男友，而是以前一個姓李的男友。」

從能量場上，當李姓前男友出現時，詠汝的能量就無力的坐在地上，整個人顯得

傷心又沮喪。

我問詠汝：「為什麼這個人讓妳很無力？」

「我為他默默做了很多事情，但他根本都沒看到，一點也不在意。」詠汝的表情既惱怒又委屈。

找出適合彼此的愛的語言

能量動力場上，當李姓前男友聽到詠汝這麼說，露出困惑的表情，他說：「我真的不懂，當初在一起時，詠汝跟我說話總是很不耐煩，每次講沒幾句就吵起來，我根本沒機會了解她到底在想什麼，又怎麼去感謝她的付出？」

享譽全球的美國人際關係專家兼作家蓋瑞．巧門（Gary Chapman）提出了著名的「愛的語言」論述，他將「愛的語言」歸納為五類，分別是：肯定的話語、有品質的互動時間、收受禮物、服務的行動，以及肢體接觸（關於「愛的語言」更多說明，請參閱許瑞云醫師著作《是愛不是礙，是伴不是絆》）。

巧門主張每個人表達愛與接受愛的方式不一樣，每個人會用自己慣用的「愛的語言」去表達愛，但接受的一方所慣用的「愛的語言」，未必和付出的一方相同，因此很多伴侶在表達愛意時，就會遇到雞同鴨講或對牛彈琴的困境。

我問詠汝喜歡前男友什麼特質，她說對方是個很認真的人，很努力工作和生活，對她也很包容。於是我請詠汝跟著我說：「謝謝你的包容，我很欣賞你的認真。」當她說完，能量場上，前男友原本防備、生氣、懊惱的緊繃表情，漸漸變得柔和，整個人也放鬆下來。

我告訴詠汝：「看起來妳前男友慣用的愛的語言，應該是『肯定的話語』。不過既然你們已經分手，妳也有了新伴侶，那就謝謝你們曾經有過的愛，我們來切斷妳和前男友的伴侶能量連結。」

怎知我話都還沒說完，詠汝就有點激動的說：「不要，我不想切斷！」

我告訴她，如果不願意切斷和過去伴侶的連結，就很難真正看到現在的伴侶，現在的伴侶會變得像個替代品，這樣遲早會出問題。聽我這麼說，詠汝忍不住哭了出來，她說自己至今還很捨不得前男友，即使已經有了新對象，還是不想斷了與前男友的連結。

看到詠汝除了委屈和怨懟，還有一股不捨的能量，我問她當初是怎麼分手的。原來當時詠汝發現自己生病了，覺得對方根本不在乎她，心想既然前男友對自己早已沒感情，乾脆分手算了。某天詠汝把東西收拾好就不告而別，從頭到尾都沒有和前男友把話攤開來講清楚。

聽到這裡，我請詠汝對前男友說：「為了你，我失去了自己，明明我為你做了那麼多，你卻都沒有看到！可能我給的並不是你想要的，所以你根本感受不到我的付出和愛，還有我的委屈。」詠汝說完後，忍不住愈想愈傷心。

我告訴詠汝，當一個人總覺得自己在為對方犧牲時，內心會感到委屈，相處時容易生悶氣，這樣散發出的能量，自然會讓對方想躲開，兩個人就很難靠近。帶著這樣的能量，即使找到新伴侶，也容易重複同樣的相處模式。

更何況，因為沒有好好道別，所以還心繫著前伴侶，只有好好切斷與前伴侶的連結，才可能真正站在現任伴侶身邊。聽我說完，詠汝輕輕點了點頭。

我請詠汝繼續跟著我對前男友說：「我很氣你，也很氣我自己，因為我沒有愛我自己，我好想要被你看到和肯定，所以不斷付出和犧牲，我感到好委屈，也好生氣。

謝謝你讓我看到我的課題，我們曾有過的愛我會留在心裡，謝謝你。我可以祝福你，但現在我要切斷我們之間的伴侶連結，我會帶著祝福讓你離開，也請你祝福我。」

如果要成功傳達愛，就不能一味只用自己的方式去愛對方，而是要去了解對方慣用的愛的語言，才不會白費力氣，徒勞無功。

從詠汝的例子來看，她所慣用的「愛的語言」是服務的行動，前男友卻是肯定的話語，兩個人付出愛和接收愛的語言不同，雖然彼此都很盡心付出，但是對方卻完全感受不到被愛，努力付出的愛得不到回饋，就會讓彼此愈來愈遠、愈來愈失望和生氣，要維持親密關係自然也變得愈來愈困難。

我們常常給出自己想要、但是對方未必想要的東西，愈拚命給，就愈會互相怨懟，覺得對方讓我們非常失望，不但沒有回應我們的付出，有時甚至還會互相傷害，尤其是習慣用肯定的話語示愛的人，也比較容易在感覺不被愛的時候，用言語去貶低傷害對方。

詠汝長期陰道發炎，導致子宮頸出現病變傾向的問題還沒有解決，從能量場上，我看到代表子宮頸的能量垂頭喪氣，缺乏應有的滋潤，一副病懨懨的樣子，所以我請她對代表子宮頸的能量說：「謝謝你，讓我懂得愛自己。」

「謝謝你，懂得讓我愛自己。」詠汝口誤說錯了。

「謝謝你，讓我懂得愛自己。」我再重複一次。

「謝謝你，讓我自己懂得愛。」詠汝還是沒說對。

我跟詠汝說，她沒有把這句話聽進去，想來這句話對她是有困難的。詠汝在和前男友的關係中忽視了自己，一味討好對方，但根本問題應該不在前男友，可能和詠汝的原生家庭有關。於是我問她，在原生家庭中，是不是很努力的去討好誰。

詠汝這才說出，自己從小到大都很怕爸媽，他們老是覺得詠汝什麼都做不好，缺點一大堆，所以她拚命努力，希望爸媽可以看到她的好，也因此從小就習慣討好雙親，希望能被他們肯定。

我要詠汝跟著我對爸媽說：「謝謝爸爸、媽媽生我、養我，但我得要把你們對我的期待都歸還給你們，我是一個很棒的女兒，我做了很多的努力，只為達到你們的期待，但是過程中我卻失去了自己。事實上，你們的期待和我真的無關，那是屬於你們的責任，而我的生命只有我能負責，畢竟你們無法替代我活著，所以我需要活出自己，請爸爸、媽媽祝福我就好。」

當詠汝說出這些話時，能量場上代表父母的能量就不再那麼逼近。

學習看到和肯定自己的美好

事實上，父母因為關心子女，自然會想指導他們，尤其孩子如果習慣聽話，父母就會習慣下指導棋，要孩子聽他們的，總認為自己才知道什麼對孩子好。詠汝的父母很容易看到她哪裡做得不夠好，對她有很多期待和要求，加上詠汝是個聽話的孩子，所以父母才會順勢猛下指導棋。

比較有主見的孩子，父母反而不會有過多要求，因為父母只要看到孩子自己有力量，清楚自己想要什麼，也會朝著目標邁進時，父母通常不太擔心。重點在於孩子自己是不是OK，只要孩子OK，父母就會OK。

詠汝期待父母看到她的好，就像她期待前男友也要看到她的付出，雖然是不同的對象，但內在的渴望其實都一樣。

事實上，我們不需要別人看到我們的好，而是要去學習看到和肯定自己的美好，這是一種習慣，如果沒有養成這樣的習慣，就從現在開始建立，時時刻刻去學習真實的欣賞、接納和看到自己。

看到自己的好，並非自大或自我感覺良好，因為在欣賞、接納和看到自己時，我們也可以反思哪裡還有進步空間，下次可以做得更好。

一個人的能量是由「心」帶動，只有當我們願意活出自己的時候，整個人才會真正放鬆，不會一直像個做錯事的孩子。容易自我批判和生自己氣的人，也會容易批判和生伴侶的氣，自然就會有很多能量卡住。

子宮頸代表的是女性自我的能量，所以詠汝必須發自內心願意改變，去看到自己、擁抱自己，才能真正改善子宮頸問題。我請她講幾個自己很值得被肯定的地方。

「我的工作能力非常好，反應快、很會畫畫……」講到這裡，詠汝有點僵住了，她說自己忍不住想著：「我真的有這麼好嗎？」有所遲疑的詠汝，實在講不下去了。

於是我拉著她的手，帶著愛去摸自己的頭，要她跟著我說出：「我欣賞我的頭，我愛我的頭。」然後是臉、頸、肩、手、胸、腹、腿、腳……，一個一個部位慢慢撫摸和移動，讓詠汝學著欣賞以及連結自己的身體，每個部位都從心裡去看到，帶著很多愛，用尊重、欣賞和接納的眼光，溫柔的撫摸自己。

詠汝有點遲疑的看著我說：「真的可以愛自己嗎？」

「當然可以。」我肯定的說。

帶著愛和自己連結

帶著愛去和自己連結，不只可以啟動生命動力，也可以讓自己放鬆下來。人的能量要放鬆才能流動和療癒自我，無力或太緊的狀態，都無法發揮療癒作用。能量無力時，人會整個鬆垮掉，覺得很無力；但過於緊繃，人又容易變得緊縮，感覺緊張害怕。

一個人從出生到二十歲左右的學習歷程，會決定成年後對外界人事物的反應模式，如果要清理或調整既有的反應模式，就要去看到自己哪些地方卡住，察覺自我對於什麼樣的人事物反應特別強烈、情緒起伏特別大，進而找出小時候是不是有過什麼經驗與這些事件相關，才會讓我們有這麼大的反應。

在診間時間有限，通常只能看到最表層的問題，就像詠汝一開始處理的是和前男友的關係，但再深入挖掘，就會發現她的問題其實根植於原生家庭中的父母關係，如果要再往下探討，甚至可能追溯到上一世、前輩子未解的議題。

事實上，只要能夠解開一層問題，往前或往後一層的問題就會跟著鬆動；或是反過來，如果詠汝和父母的問題解開了，與前男友的課題也會跟著消解。

因為問題雖然不同，但是本質往往相同，所以今世的問題就在今世解，只要這一世的問題得到解決，過去累生累世刻在靈魂上的印記也有機會「咻！」的在一瞬間煙消雲散。

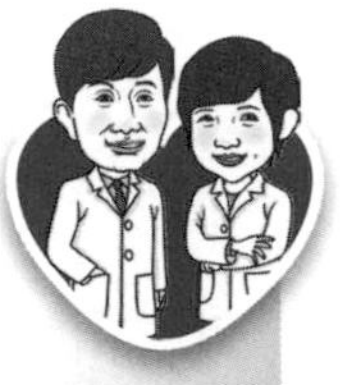

許醫師 鄭醫師 心觀念

- ♥每個人表達愛與接受愛的方式不一樣，要用對方慣用的「愛的語言」去表達愛。
- ♥我們不需要別人看到我們的好，而是要去學習看到和肯定自己的美好。
- ♥練習帶著愛，用尊重、欣賞和接納的眼光，輕撫自己的身體部位，同時說出：「我欣賞／愛我的頭、臉、頸、肩、手、胸、腹、腿、腳……」

真實案例3 陰道及泌尿道發炎

不想靠近你，所以我用生病保護自己

俐桂的陰道和泌尿道很容易反覆發炎，三天兩頭就要去醫院求診，讓她又煩又困擾。能量場上可以看到俐桂有很多傷心、生氣的能量卡在這兩個部分，與她的伴侶有關，於是我問俐桂和先生怎麼了？

俐桂說她很氣先生，卻又不只是生氣，也對先生感到傷心又焦慮，太多情緒攪成一團，讓俐桂不知道自己應該站在什麼立場和先生互動，因為先生的要求實在太多，每次都讓俐桂覺得自己不夠努力，似乎什麼都做不好，雖然她覺得已經盡力了。

我問俐桂，先生對她有什麼要求，能不能舉個例子，俐桂想了想說：「他總覺得我做得還不夠，例如我平時的運動就只有做瑜伽，但先生覺得這樣不夠，認為我應該要養成跑步的習慣，可是我一直很討厭跑步，我又不是完全不運動，難道不能只做我想做的運動嗎？可是先生絲毫不認同我的看法，一再要求我去做他要我做的事，我們兩個人都很堅持，時常鬧得不愉快。」

說別人固執時，自己也很固執

俐桂的情緒能量類型是視覺型，先生是邏輯型，視覺型的俐桂容易堅持「對方是錯的」，而邏輯型的先生則會堅持「我是對的」（想了解更多「情緒能量類型」，請參閱許瑞云醫師著作《是愛不是礙，是伴不是絆》）。在這樣的前提下，雙方既無法說服彼此，也難以被說服，而且還會認定對方固執又難溝通。

其實當我們說別人很固執的時候，我們一定也很固執，因為一個不固執的人其實看不到別人的固執；就好像如果我們很隨和，從來就不堅持非要這樣或那樣，那麼別人也就不需要堅持，因此我們不會看到他人堅持的一面，所以固執一定是彼此都堅持己見的結果。

我請俐桂跟著我一起對先生說：「謝謝你對我的關心，但我會照顧好自己，我的事自己決定就好，你的事我也會尊重你的決定。」

俐桂的先生老是覺得太太不知道自己要做什麼，就像一隻無頭蒼蠅四處亂飛，這也學一點，那也學一點，什麼都想試，卻什麼都做一半，這也是為什麼他會認為俐桂應該聽他的話。從能量場上也可以看到俐桂的確有一股不安的能量，讓她整個人處在強烈焦慮中，而這股能量和她早年曾經人工流產有關。

有些人拿掉孩子對本身的影響不大，但無論如何，每個被拿掉的孩子能量都是從母親的身體流出去，所以有些女性會隱隱感到不安，卻又不知道是什麼原因，漸漸變得無所適從。

我問俐桂，當初拿掉孩子，先生是否知情，這時她有些為難的說那是婚前的事，先生完全不知道，說到這裡便難過的哭了。

能量場上牽扯的因緣很奇怪，有些人即使彼此之間沒有血緣，但能量卻互有連結。有時候雖然我們沒有告訴對方，但對方也會感受到我們的不安，彼此之間會產生一種難以言喻的緊繃感。雖然俐桂的先生對她曾經人工流產的事毫不知情，但還是因此影響了兩個人的關係，畢竟所有人都是生命共同體，能量場上沒有祕密可言。

即使現實中我們還無法做到全然坦誠，至少在能量場上要對自己誠實，因此我請俐桂對先生說：「我隱瞞了你一些事，很抱歉。在結婚之前我曾經有過一個孩子。對不起，我不敢告訴你。」

接著我請俐桂跟著我對孩子說：「親愛的寶貝，媽媽看到你了。對不起，沒辦法讓你來到這個世界，但我們的緣分就是這麼短，媽媽會記得你，你也是我的家人、我的一部分，祝福你順利展開下一個旅程，也謝謝你陪伴我一段時間。」

起初俐桂在對孩子說話時，有點事不關己的淡漠，但說到後來卻有點哽咽，承認自己當年實在不應該做這件事。

能量場上，我幾乎沒有看過被拿掉的孩子會怨恨或生父母的氣，頂多有些傷心遺憾，絕大多數孩子知道自己的時間到了，該是離開的時候。

學著放大對方的好

俐桂的先生雖然老是干涉她，但這是因為他很關心俐桂，卻被太太的無所適從搞得很不安，所以才會對她下指導棋。俐桂對於先生不認同她的選擇感到惱怒，但追根究柢，真正的問題在於她也不確定自己究竟想要什麼，害怕做決定，所以才需要一直去爭取別人的認同。

俐桂的先生當然可以不認同她的選擇，但如果俐桂知道自己真的想要什麼，就算先生不認同，也不會是太大的問題，更不會自己也搖擺不定，因為每個人本來就應該尊重他人有不同意見。真正讓俐桂不舒服的根源，其實多數來自於她的不確定，而非先生的不認同。

我請俐桂向先生說：「謝謝你努力想幫我，我現在比較安定了，可以更清楚自己想要什麼。」她說完後，面有難色的看著我，說自己雖然覺得對先生有點抱歉，但其實還是很不想靠近先生，甚至只要接近他，就會有想吐的感覺。

我問俐桂當初決定和先生在一起的原因是什麼？現在又為什麼還會維持這段婚姻？俐桂想了很久，才表示剛開始交往時，的確有過很愉快的時光，但結婚多年，兩人之間早已毫無火花，沒有離婚是因為先生凡事都會為她著想，無論做什麼選擇或決定，都會把她放在第一位。

我對俐桂說，人的內在其實很聰明，我們做的每個選擇，其中一定有某個我們渴望被滿足的部分確實被滿足了，所以才願意繼續待在婚姻中，只是俐桂忽略或不去看被滿足的部分，而是把焦點放在不舒服的地方，所以很抗拒先生，但這些我們的內在其實都知道，這也是為什麼再怎麼不愉快，她還是決定留在這段關係裡。

俐桂既然做出選擇，就不要一直去放大不舒服或難以接受的地方，而要學著去放大對方很棒、很美好的部分，因為沒有人能夠完全符合我們的期待和標準，婚姻中如果一直放大讓我們很不舒服、很反感的地方，就很難走下去，最終必然走向分離；但如果可以放大對方很棒的部分，這些優點就會變成更重要的因素，讓這段關係比較平衡，婚姻才能繼續走下去。

我請俐桂跟我一起對先生說：「我有看到你對我的在乎和照顧，我會學習去看到你的好。」

我們診間有很多個案雖然是身體上的疾病，但是往往和情緒脫不了關係，就像我們只要一想到某件生氣的事，身體就會緊繃起來。許多女性有婦科疾病也是因為如此，而婦科疾病的發生，經常是親密關係出了問題，例如為了不想和先生親近，所以潛意識用疾病來逃避。俐桂也是這樣，透過疾病來保護自己，問題是她必須意識到這是自己的選擇。

我問俐桂對先生有什麼期待，希望他怎麼做，俐桂才會願意靠近？她說其實只是希望先生可以多一些口頭支持，多一些言語表示，就好像每次兩個人一起過馬路，俐桂總是希望可以和先生手牽手一起走，但每次先生總是自顧自的向前走，讓俐桂落單，導致她內心很受傷。

「妳都怎麼跟先生說過馬路要牽手呢？」我問。

「誒，你過馬路為什麼不牽我的手？」俐桂說。

「妳這樣是用指責的，這種方式容易讓對方抗拒和自我防衛。妳先生是『邏輯型人』，妳給他什麼問題，他就會回答什麼，所以要用他可以接受的方式去表達，要不要試著說：『我想牽著你的手過馬路，和你牽手我感到很安全。』或是『你願意牽著我的手過馬路嗎？』」我對俐桂說。

如果我們不懂得好好表達，就得不到想要的結果。其實邏輯型人都很善良慈悲，如果不是用指責的方式，而是好好提出請求，只要他們能力所及，大多都會很願意去做，重點在於我們能否好好提出請求，讓對方知道我們發自內心的期待。

這時俐桂才知道，原來那麼多年來對先生的想法，很多都是自己內心戲不斷搬演的結論，導致錯誤解讀，違反了先生的本意，也讓她無法看到先生對自己的好。

每段親密關係在開始時，都帶著欣賞和喜歡的心情，但兩個人相處一段時間後，就會愈來愈難去包容對方，漸漸產生不認同對方的心情。如果死命捉住彼此之間相互不認同的部分，不斷放大的結果，就會導致愈看對方愈不順眼。

其實只要提醒自己平常多看到對方的好，以及對方在關係中的付出，不滿的情緒就會自然而然消滅。

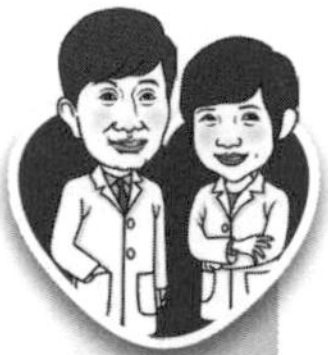

許醫師 鄭醫師｜心觀念

- ♥說別人很固執的時候，我們一定也很固執，因為一個不固執的人就不會看到別人的固執。
- ♥能量場上沒有祕密，即使現實中無法做到全然坦誠，但至少在能量場上要對自己誠實。
- ♥沒有一個人是完美的，不要一直放大對方的缺點，而是去放大對方的優點，讓美好的感覺變成關係中更重要的體驗。

真實案例 4　泌尿道發炎

過度展現「性」，與身體斷了連結

時玫覺得這兩年身體似乎愈來愈差，除了泌尿道反覆發炎，久治不癒，還發現開始有些失序的感覺，包括時間順序的倒錯，還有對很多事情的認知混淆，在在都讓她感覺自己不太對勁。

在能量場上，我看到時玫一直處於高度擔心害怕的情緒裡，強烈的緊張感，讓她的身體一直無法放鬆。我問時玫何時開始老是擔心自己什麼都做不好？她想了一下，說每次只要覺得自己做錯事，就會非常緊張害怕，還伴隨著擔心難過，幾度讓她很想逃離，甚至希望自己乾脆死掉算了。

時玫還說，她覺得自己不只是做錯事，而是身為人，自己就是一個錯誤。她說做了大多數人都覺得不對的事，但即使如此，還是執意去做，這讓她內在既矛盾又衝突，明明知道這樣不對，卻還是停止不了，為此飽受折磨，內心痛苦不已。

時玫從小就叛逆，個性倔強剛烈，對於父母的管控一向反應激烈，每每吵得不可開交，和家人的關係勢如水火。也因此時玫早早離家自己生活，年紀輕輕的她，為了經濟獨立，選擇成為性工作者。

雖然時玫總是告訴自己，她既不偷也不搶，跟多數人一樣，靠自己的能力賺錢，就算工作不受社會大眾認同，還有點遊走法律邊緣。但時玫自懂事以來就對男女性事充滿好奇，不但很能享受性愛，甚至可說是熱中，每次性愛都讓她覺得很快樂，所以把性行為當成謀生方式，既能滿足欲望，又能賺錢過日子，對她來說似乎一舉兩得，至於別人怎麼看、怎麼想，都不關時玫的事，她不在乎旁人的眼光。

雖然時玫不斷告訴自己從事性工作很快樂，但她也發現，自己很多的不快樂，也和自己是性工作者有關。時玫實在想不通，既然自己這麼不快樂，只要換個工作就可以跳脫，為什麼卻選擇繼續做下去呢？

時玫的確對於「性」抱持健康開放的態度，但從事性工作和喜歡性愛是兩回事，不能相提並論。能量場上可以看到，當代表性工作的能量出現時，時玫本身的能量就瞬間變得無力，而久治不癒的泌尿道發炎問題，就會跟著性工作一起出現。

我告訴時玫，「性」本身是一件很中性的事，只是被貼上許多負面標籤，雖然她對性有著健康開放的看法，卻不代表能夠認同從事性工作的自己，因為性和性工作，完全是兩回事。時玫必須真誠看到自己也不認同靠性工作謀生的自己，而不是一直欺騙自己因為喜歡性愛，所以喜歡從事性工作。

此外，時玫對於工作需要而發生性行為的對象，內在其實極度排斥，一點也不喜歡他們碰觸自己的身體，甚至會產生噁心想吐的反應。

因此我請時玫跟我一起對這些男性說：「很抱歉，我不是真的喜歡你，我也不是真的想和你發生性關係。」

時玫的身體為她承載了很多，但她卻沒有好好珍惜身體，再加上習慣用他人的眼光來看待自己的身體，導致時玫和身體失去連結，才會變得時序混亂、頭腦不清，因為她對自己的身體很陌生。

所以我請時玫好好的、輕輕的撫摸身體，一邊真誠的對它說：「謝謝你。很對不起，我沒有尊重你，也沒有尊重自己，我沒有好好愛惜你，一直沒有真的看到你，只是從別人的眼睛裡看你，你很美好、很努力，我會學習珍惜你、欣賞你，還有愛你。」說到這裡，時玫幾乎是情緒崩潰的放聲大哭，不斷說著對不起。

身體吐露真正的心聲

人類要進化，要走到更文明的階段，就需要一一剝除、穿越很多帶著偏見、歧視或不公平等既定標籤的陳舊觀念，「性」就是其中一個必須重新檢視的事情。

「性」是我們既渴望也需要被滿足的本能，卻經常被貼上一大堆負面標籤，一提到「性」，很多人就聯想到骯髒、噁心、罪惡等負面意涵，但事實上，每個人之所以能夠來到這個世界，都是因為有性行為，沒有性，生命不會被創造。兩情相悅時，透過性行為達到合一，不分彼此的交融狀態是很自然美好的事，因此「性」本身並沒有任何問題。

時玫對於「性」的觀點既健康又開放，比起當代社會的主流看法要超前許多。她喜歡性愛、享受性愛，都不是問題，問題在於她對「性」的過度展現，一旦刻意強調或太過聚焦去做某些事，就容易做過頭或有所忽略。時玫對於「性」的看法和表現方式，可能過於激進到為了叛逆而叛逆，所以忽略了內在感受。

為了說服自己「性工作」不是問題，時攻忽略身體真正的聲音和意願。因為從事性工作，所以得強迫自己和不喜歡的人發生性關係，即使頭腦不斷說服自己很喜歡性愛，能用性愛來賺錢實在太好了，但她的內在其實很抗拒和這些人發生性關係。這也是為什麼時攻的泌尿道會一直反覆發炎，身體很誠實，會透過各種方式來提醒我們，讓我們看到一些沒看到或不願意看到的真實感受。

地球上幾乎所有動物都有性行為，「性」是動物的強烈本能，人類因為大腦額葉特別發達，所以才會有人和人、關係和關係之間的應該、不應該，不像動物總是憑著本能的衝動性交，人類縱然也有本能的衝動，但會自我克制，透過靈性學習與文明發展，展現出比其他動物更多的理性與自制的能力。

當我們與某人發生性關係時，雙方的能量就會有所交流，有些人的性伴侶數量驚人，導致能量過於複雜，很容易讓自己的能量也跟著混亂。

女性因為有月經，這裡介紹一個特別的能量運動，可以幫助釋放掉曾經進入身體，但如今希望排除的能量。

做法是站著張開雙腿與肩同寬，用心觀想曾經有過性行為的伴侶能量，就像月經來時經血排出一樣，想像過去伴侶的能量從陰道流出去，變成滋養土地的肥料，持續觀想直到感覺能量已經排除乾淨。

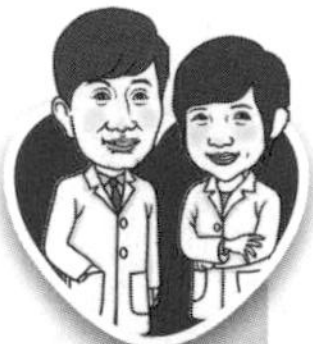

許醫師 鄭醫師 心觀念

- ♥「性」本身是一件中性的事，每個人來到這個世界，都是因為有性行為。
- ♥身體為我們承載許多，要好好珍惜身體，不要用他人眼光來看待自己的身體，以免與身體失去連結。
- ♥女性雙腳站立與肩同寬，觀想有過性行為的對象能量，想像這些能量如經血一樣從陰道流出，變成肥料滋養土地，持續觀想直到感覺能量排淨。此練習可以幫助排除一些曾透過陰道進入身體的能量。

6 月經相關問題

月經失調、經痛及更年期停經前後不適是女性最常見的月經相關問題，而月經週期間隔不規律、來潮時間過短或過長，抑或斷斷續續、滴滴答答等不穩定現象，都是月經失調可能的症狀。

月經失調與腦下垂體、卵巢、子宮荷爾蒙分泌異常，或是荷爾蒙分泌週期的改變有關，特別是壓力過大時，荷爾蒙分泌就可能發生變化。

如果月經失調做了婦科超音波檢查或血液荷爾蒙檢查，皆未發現異常，很可能就是壓力過大所致。

這時除了找出壓力源，盡可能減少壓力，也要學著調整壓力下的反應模式，一般而言，只要適度減少壓力，月經失調症狀就能有所改善。

經痛是另一個常見的月經相關問題，許多年輕女性在月經期間下腹會劇烈疼痛，甚至痛到難以維持正常生活。

多數有經痛問題的患者，即使去做子宮超音波檢查，大多是無異常，或是發現肌瘤後醫師建議開刀摘除，但也提到日後復發機率很高，因此多數只能繼續忍耐或服用止痛藥稍加緩解。

除了子宮肌瘤、子宮肌腺症、卵巢囊腫或子宮內膜異位症導致骨盆腔內出血造成的經痛，一般認為，經痛也和子宮內膜剝落出血過程中，子宮激烈的收縮反應有關。

能量場上可以看到，年輕女性的劇烈經痛，背後常帶著對母親或親密伴侶生氣或惱怒的強烈情緒，卻又被壓抑下來，這些被壓抑的情緒，會在荷爾蒙週期變化，以及子宮內膜剝落的過程中，被子宮強力收縮反應所引動，進而釋放積壓的情緒能量，才會引起下腹部劇烈疼痛。

女性過了四十歲，卵巢的生理機能就會逐漸減退，到了一定程度就會啟動更年期停經的過程。

一般而言，四十五歲以上的女性如果連續十二個月以上沒有月經，就代表已經停經，如果早於四十五歲停經，通常算是早發性停經。

多數女性在停經前後大約二到五年，會明顯感覺身體與心理層面發生變化，部分婦女會出現頻尿、熱潮紅、夜間盜汗、性交疼痛或陰道乾燥發炎等雌激素降低的相關症狀，也有人可能發生子宮脫垂、膚質改變、骨質流失及心血管疾病等問題。

此外，骨質疏鬆與缺乏維生素D也是很常見但卻容易被忽略的女性健康問題。骨骼、牙齒、皮膚、毛髮及免疫系統等人體器官構造的穩定，都需要維生素D，許多腫瘤的發生，也和缺乏維生素D有關。

建議自費抽血檢驗自身維生素D是否足夠，特別是女性停經後，荷爾蒙不足，骨質流失速度加快，要是再加上維生素D不足，骨質疏鬆的機率就會大增。

缺乏維生素D的人，一定要適度晒太陽。

陽光是很重要的生命能量來源，只要日晒充足，有助於製造全身器官細胞所需要的維生素D。除了調整飲食與作息，如果有需要，不妨請教醫師，適度補充維生素D的藥劑。

真實案例 5 經痛及巧克力囊腫

覺得他人很固執，是因為自己也很固執

薏倫進入青春期後，幾乎每次生理期都要承受難挨的經痛，時間一久她也習以為常，以為這是多數女性共同的困擾。起初薏倫為了避免過度依賴藥物，如果不是痛得受不了，就盡量忍住不吃藥，靠著多喝熱開水、避食生冷，生理期間吃點甜食或巧克力來緩解經痛不適。

大學畢業後薏倫出國深造，每次回台省親都會抽空去給中醫把脈，吃些中藥調養身體。但隨著年紀增長，她經痛的症狀愈發嚴重，幾度痛得起不了身，椎心刺骨的經痛慢慢變成每個月都上演的戲碼，到後來薏倫只要意識到月經快要來了，就開始心生恐懼，害怕又痛得死去活來，甚至月經還沒來，就要事先吞幾顆止痛藥才安心。每當藥效褪去，稍微有些痛感時，她就立刻再用藥，深怕一不小心讓經痛大發作，光用想的就頭皮發麻。

有幾次經痛嚴重發作，薏倫實在痛到難以忍受，只好趕去醫院掛急診，醫生診斷後告訴她很難根治，不過有些人在懷孕生小孩之後症狀有明顯改善。

薏倫原本不以為意，想說自己除了經痛也沒什麼大礙，直到婚後打算生小孩，備孕半年後遲遲沒有懷孕，去婦產科檢查才發現居然兩邊卵巢都長了巧克力囊腫。醫師告知巧克力囊腫是子宮內膜異位症的一種，如果只有一邊有，還有機會成功受孕，但兩邊都有的話，自然懷孕的機率微乎其微。薏倫大驚失色，她一直很喜歡小孩，從沒想過自己會是不孕症患者，一想到可能永遠無法成為母親就傷心不已。

薏倫在一年內跑遍各大醫院，向多位婦產科名醫求診，希望徵詢多方意見，結果所有醫師的建議都是手術切除巧克力囊腫，才有懷孕可能。期間薏倫也請醫師評估人工受孕的方式是否可行，但醫師都認為機會不大，建議先處理好子宮內膜異位症的問題後，再考慮進行人工受孕。

雖然薏倫百般不願意開刀，但經痛的程度愈來愈劇烈，月經期間每天動輒要吞五、六顆止痛藥，到後來就連月經結束，腹部還會持續隱隱作痛，薏倫心想既然別無他法，就只好動手術。

問題是當她上網查找相關資訊時，發現國內外有不少同樣病症的患者，手術後不久，很快又長出巧克力囊腫，這讓薏倫很猶豫，怕自己就算動了手術，到頭來也只是白忙一場。

薏倫上網找資料時，看到我推廣能量醫學的相關資訊，於是買了兩本我的書，透過書中介紹的許多觀念，從過去未曾思考的角度檢視自己的健康問題，她決定在開刀之前，先來向我求診。

我從能量場上看到薏倫有很多能量卡在子宮，這些能量和父母有關，於是我問她和父母的相處狀況如何？薏倫說不太好，因為彼此的觀念落差太大，所以每次講不到幾句話就會起爭執，經常不歡而散，所以她愈來愈抗拒和父母交流，漸漸的也就愈來愈少和父母互動。

看到父母的愛與關懷

薏倫的情緒能量類型是邏輯型，這種人一向只聽從大腦的聲音，凡事理性主導，習慣性忽略心的反應，導致身體和大腦缺乏連結，長此以往，健康很容易發生問題。

薏倫的父母是典型傳統的台灣父母，對子女有很多期待與要求，表達關心的方式經常是再三叮嚀、過度干涉，但邏輯型的薏倫，認為父母的教導方式既過時又不切實際，因此每次和父母溝通，都覺得他們只是要她服從，一點都不講道理，所以後來除非是很重大的事情，不然幾乎不會讓父母知道自己的近況，和他們自然愈來愈疏離。

我告訴薏倫，其實父母對她的叨唸和管教，是發自內心對她的不捨與愛，只是因為他們不懂表達的藝術，就只能用自己從父母身上學到的傳統方式，把對子女的關心和愛化成一句又一句的叮嚀和提醒，聽久了難免讓人覺得煩躁，但其實背後都是父母對薏倫的關心和疼愛。

薏倫聽完我的話之後，整個人豁然開朗，發現自己一直以來都對父母的管教很反感，好像他們認定薏倫冥頑不靈、講不聽，而薏倫也對於父母受傳統觀念束縛、很難跳脫框架的慣性不以為然。其實從某個角度來看，她也和父母一樣，非常堅持己見，無法站在父母的位置和角度思考的薏倫，其實也同樣被自我的框架捆綁。

想到這裡，薏倫終於知道問題出在哪裡。

我請薏倫跟著我說：「親愛的爸爸、媽媽，謝謝你們生我、養我，對不起，我一直以為你們的管教是在批評、責備和不講道理，卻沒有去看到這是你們對我的愛與關懷，所以抗拒和你們溝通。我會努力去看到你們對我的愛與關懷，也會好好活出自我，請祝福我，謝謝爸爸、媽媽。」

接著我又教薏倫做幾個開通氣場的能量動作，幫她把塞住的氣場打開，並且提醒薏倫回去之後要常常練習。

薏倫來求診的時候，正好遇上生理期第二天，隔天我收到她特地寫來的訊息，說這是她這輩子第一次生理期完全沒有經痛，實在太不可思議了。

過了一年多，我再次接到薏倫的訊息，她說聽了我的建議之後，開始學著體諒父母的苦心，並且試著用不同角度去看待事情，終於可以看到父母對她的愛與關心，只是他們的溝通方式很傳統，雖然聽起來不那麼舒服，但她理解父母已經盡力了，所以自己能做的就是尊重父母。

薏倫說自己無法改變父母，就好像他們也無法改變她，但無論父母或自己，都是真心希望對方好，這一點是不會變的。

此外，薏倫也開始多吃蔬食、少吃肉，還去學禪修，幫助自己沉澱心靈，察覺內在感受。慢慢的，薏倫感覺自己平靜了許多，當初一心想懷孕生子的焦慮，漸漸平靜下來，因為她相信無論有沒有生小孩，都是上天最好的安排，她不再對當母親抱持強烈執著，沒想到和我談話約五個月後，薏倫竟然自然懷孕，這讓她又驚又喜，雖然懷孕期間難免忐忑不安，直到寶寶出生那一刻，才終於放下心中大石。

薏倫向我表達了她的感謝，除了因為寶寶出生，讓她一圓為人母的願望，更重要的是讓她學習到終身受用的觀念與態度。

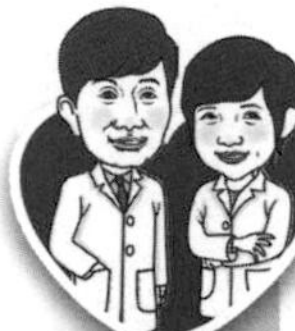

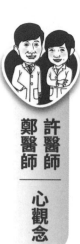

許醫師／鄭醫師　心觀念

- ♥邏輯型人只聽大腦的聲音，慣性忽略心與身體的反應，容易導致身體和大腦缺乏連結，引發健康問題。
- ♥父母的叨唸與管教，雖然表達方式欠佳，但背後其實是關心和疼愛。
- ♥認為他人無法跳脫框架思考時，自己往往也同樣被自我的框架捆綁。

7 不孕症

少子化已是今日許多先進國家所面對的重要課題，除了肇因於現代人結婚率下降、初婚年齡愈來愈晚，以及自主選擇不生育等因素以外，生育率下滑的原因之一，可能也與愈來愈多成年人無法生育有關。

可能造成不孕的原因頗為複雜，後文概分為環境因素與非環境因素兩個面向進一步說明。

環境因素——「環境荷爾蒙」破壞生育力

「環境荷爾蒙」又稱為「內分泌干擾素」，會影響荷爾蒙的合成、分泌、傳輸、結合、作用及排除。環境荷爾蒙會藉由水、空氣、土壤以及食物等路徑進入人體，影響人體的生長、發育、維持恆定和生育繁殖等功能，更甚者還可能危及後代健康。

目前已知的環境荷爾蒙約七十種，包括除草劑、殺蟲劑、殺菌劑等四十多種農藥，加上戴奥辛、PCB、DDT等有機氯化物，還有鉛、汞、有機錫等重金屬，以及各種清潔劑或塑膠製品的原料。

環境荷爾蒙對人體的傷害，會因年紀或性別而有所差異，尤其以對胎兒和新生兒的危害最大。由於環境荷爾蒙會影響生殖系統的發育，因此環境荷爾蒙可能干擾胎兒或新生兒的中樞神經系統發展，造成孩童學習能力低落，注意力無法集中，引發過動或情緒失控。

環境荷爾蒙也可能導致女童性早熟，台灣醫學研究抽驗小孩床鋪的灰塵就發現，性早熟女童床鋪灰塵的DBP（Dibutyl Phthalate，鄰苯二甲酸二丁酯）含量明顯高於一般女童。

此外，環境荷爾蒙還會造成人體免疫力下滑，破壞生育力，導致不孕症，亦可能引發女性卵巢功能弱化、受孕力下降、子宮內膜異位症，甚至引發乳癌、甲狀腺癌，男性罹患攝護腺癌也可能跟環境荷爾蒙有關。

田間噴灑農藥目的在對治病蟲害，但除了部分灑落在農作物上，有一部分會掉落在土壤、水源等周遭環境，或飄散於空氣中。

由於農藥的毒性足以殺死農作物上的蟲蟻病菌，自然對土壤中的蚯蚓、昆蟲，以及數以億計的有益細菌也有一定的殺傷力，許多未分解完成的農藥，還可能附著在農作物上，被我們吃進肚子裡。

近年來也有台灣本土醫學研究發現，許多性早熟女童每個月牛、羊肉或是牛奶等相關食品總攝取量，明顯高於一般女童。因此，建議盡量食用有機蔬食，避免攝取太多肉品或奶類。

除了農藥的問題，過度使用清潔劑則是另一個導致環境荷爾蒙過高的原因。台灣民眾想要便宜又去汙力強的清潔劑，所以每年台灣會消耗掉約三．三噸的壬基酚類，這是屬於環境荷爾蒙的一種化合物。

台大環境衛生研究所教授陳家揚曾進行淡水河系汙染調查，發現壬基酚及雙酚A汙染嚴重，導致雌魚和雄魚比例為二．二比一，而非正常的一比一。因此最好選用符合環保標準的清潔用品，或是自製簡單安全的酵素清潔劑，可參考許瑞云醫師部落格專文介紹的酵素清潔劑自製法。

另一個導致兒童性早熟的原因，和兒童肥胖率的飆升有關。現代孩子吃得多、動得少、不愛參加接觸大自然的活動，加上不少祖父母輩還抱持著孩子要白白胖胖才可愛健康的觀念，結果就是養出不少胖小子，而人愈胖就愈不愛動、愈不愛動就愈胖，惡性循環的結果，讓問題日益惡化。

除了飲食過量，還有飲食不均衡的問題。許多人認為葷食的營養遠高於蔬菜水果，所以拚命餵孩子肉湯、魚湯、滷肉、燉肉……，養成孩子無肉不歡的飲食習慣，變得過度偏食。

請掃描 QR Code，參看許瑞云醫師部落格專文「省錢環保又健康秘訣大公開！」，獲取詳盡的酵素清潔劑自製法。https://reurl.cc/p5pWAr

但現今的魚類、肉品，養殖過程中往往被施以荷爾蒙、抗生素、生長激素等藥物，因此很難避免殘留的問題，幾乎不太可能找到絕對安全的肉品，加上非洲豬瘟、狂牛症、禽流感，一波又一波的動物流行病、傳染病可說防不勝防。

如果孩子不餓，就不必強迫進食，最好能讓孩子經常接觸大自然，培養運動習慣。孩子一旦多動，胃口自然就會好。

此外，培養良好的飲食習慣要從小做起，鼓勵孩子多吃不同種類、不同顏色的蔬菜、堅果、五穀雜糧，種類及色彩愈多愈好，否則年紀愈大，改變飲食習慣就會愈來愈困難。

現代生活型態外食者眾，各種外帶食品的包裝幾乎「無塑不在」，而塑化劑正是導致孩子性早熟的原因之一。

各式紙杯、紙餐盒，幾乎都會使用含有鉛、鉻、鎘、汞等重金屬，以及有機溶劑、環境荷爾蒙等含有對人體有害物質的工業油墨來製作防水內膜。

無論是裝熱湯的塑膠袋、吃泡麵用的保麗龍碗、用完即丟的刀叉、速食店的漢堡包裝紙、便利商店微波食品的餐盒、盛裝飲料的寶特瓶或是人手一杯的手搖飲杯具，各種一次性容器或餐具，都可能溶出雙酚Ａ等環境荷爾蒙。

此外，盛裝的食品若添加了醋、檸檬、柳橙、番茄、酵素等酸性食材，或以煎、炒、燉、炸等高油脂方式製作的熟食，都會導致雙酚Ａ溶出，吃下這些食物時，也跟著把環境荷爾蒙一起吃下肚。

消基會檢測報告亦指出，市售微波爐專用餐盒或保鮮盒容器，部分被驗出含有重金屬鎘，一旦溶入食物中長期食用，就可能造成肺癌或自發性骨折等疾病。

海洋是人類及許多生物賴以維生的重要資源，但太多的拋棄式塑膠用品，不但嚴重汙染海洋，還造成各種海底生物的死亡或基因改變，再不好好保護海洋，後代子孫恐怕要付出極大的代價。

最好隨身攜帶玻璃、陶瓷或是不鏽鋼等安全材質製成的杯碗容器去購買食物或飲料，一旦養成習慣，就會發現這麼做一點也不難，就像出門一定要帶手機、錢包、鑰匙一樣自然。

健康環保隨手做，對自己好，對環境也好，一舉數得，何樂而不為！

非環境因素——自我抗拒或與他人關係卡住了

臨床經驗發現，導致不孕症的原因，除了上述受外在環境因素影響，還有非環境因素，也可能導致不孕症。

1 源於自我的原因——潛意識裡不想要小孩

不少不孕症婦女，雖然理性上覺得自己很想生小孩，但潛意識裡其實並不想要有孩子，甚至對養小孩很反感。一旦內心深處帶著對孩子的抗拒或厭惡時，從荷爾蒙分泌、子宮內膜血液供應，甚至是大腦與身體神經系統的連結等各方面，都可能受到影響，孕育受精卵的子宮環境可能變得不穩定，使得受孕機率大為減少。

想要覺察自我內在是否抗拒懷孕生子，可以試著放鬆身體，然後試想自己懷孕，或想像帶小孩的過程時，身體當下有什麼反應，是輕鬆、喜悅，還是緊繃、抗拒、害怕。大腦主導的想法或念頭是我們的顯意識，往往談的是道理，是對不對、該不該、可不可以，但潛意識裡內心的感受，卻可能與大腦顯意識期望的截然不同。

有些女性根本就不想生育，但受親戚朋友的壓力或社會世俗的眼光所迫，只能勉為其難說服自己必須履行養兒育女、傳宗接代的任務。但如果內心不想生育，身體的內分泌和子宮環境就會依據我們的真實意向，形成較難受孕的生理環境。

萬一發現自己的內在潛意識抗拒懷孕生子，就要加以了解、釐清、覺察，同時接納自我內在抗拒的事實。願不願意生育並無對錯可言，可能和個人的原生家庭、親密伴侶或是童年創傷等生命課題有關。

如果可以，最好能與伴侶一起面對，一旦決定生育，最好是雙方都有意願迎接新生命的到來。我們在臨床上已經有很多實例，只要找出潛意識抗拒懷孕生子的根本原因，並加以化解後，原本不孕的伴侶就可以自然懷孕。

此外，有些陰性能量較弱、陽性能量較強的女性，也可能較不易受孕。這並非意指強勢或較為陽剛的女性有錯，而是生育下一代的過程陰陽能量調和很重要，陰性能量如果太弱，較不利受孕。因此，在伴侶相處或親密行為上，最好讓陰柔能量可以得到更好的發揮，有助於懷孕生子。想要提升陰性能量，請參閱許瑞云醫師著作《是愛不是礙，是伴不是絆》。

2 和媽媽有關的原因——母女關係卡住了

子宮能量與媽媽之間常有強烈的連結，一旦與媽媽的關係出了問題，母女之間的能量很糾結時，例如生媽媽的悶氣、跟媽媽很疏離，或是認為媽媽偏袒其他手足，甚至從小經常被媽媽打罵的女性，長大後潛意識裡可能會不想成為母親，子宮可能因此抗拒孕育孩子。

還有些不孕症的女性，是因為感受到媽媽內在擔心煩憂等情緒，對媽媽滿是不捨，例如從小到大父母之間強烈頻繁的衝突，導致媽媽沉浸在悲傷中。一旦女兒與媽媽之間存在強烈的情緒連結時，女兒的子宮能量就可能變得緊繃沉重不穩定，自然也就不利於受孕。

每個人都應該學著覺察自己的內心，把焦點放在值得感謝和愛的地方，因為我們的心如果聚焦在過去的痛苦經驗，痛苦的感受就會被放大。跟父母相處時，就專注在相處的當下，不要在心裡一再重複過去的不愉快，多聚焦在父母對我們的付出上，試著改變我們內在的詮釋。

例如，把嘮叨改為叮嚀關懷、打罵視為用心管教、疏離看成放手讓孩子獨立或是不過度掌控。畢竟，我們跟這個世界的關係來自於個人的詮釋，我們如何體驗世界來自於我們如何看待世界，以及如何回應周遭人事物。人與人之間的關係都會不斷的變化，我們無法改變他人，但是可以選擇用不同的角度和回應模式，去影響我們和他人的關係。

無論有多生氣或心疼父母，都要把屬於爸爸或媽媽的生命學習功課歸還給他們，我們可以帶著愛感恩他們，但無法替代父母完成他們的生命課題，因為每個個體的生命功課，都只有本人可以完成。

當女性與父母，特別是母親之間的能量不再卡住時，子宮的能量才能夠流動，才能有一個穩定健康的子宮環境來孕育、迎接新生命。

3 和伴侶有關的原因——心沒看到彼此

伴侶關係是多數人後半生很重要的生命課題，很可惜的是許多伴侶都沒有真正用心的看到對方，而且對此也沒有自覺。很多一起來到我們診間求診的伴侶，都有這樣的問題。

伴侶在相處同住一段時間後，難免會累積各種情緒，如果沒有適當的抒發或溝通，就會讓兩個人的心距離愈來愈遠，即使天天見面、常常相處，只要沒有用心去感受，而是只按照大腦的想法、念頭，跟著去做所謂「應該做」的事，久而久之就容易讓我們和伴侶失去連結，甚至也跟自己的身體斷了連結。

因此我們要學習去覺察自己的感受，觀察當我們靠近伴侶時，身體會有什麼感覺或反應，當伴侶跟我們談到什麼議題時，身體會感覺緊繃，情緒會有所浮動。更重要的是留意自己在什麼情況下會壓抑情緒，是不認同，還是覺得不被認同時；是難以接受對方的觀點，還是覺得自己的觀點不被接受時，透過釐清自己選擇壓抑情緒的理由，才有機會看到和伴侶究竟在什麼地方卡住了。

只有解開關係的糾結，兩個人才能更加放鬆的靠近彼此，也才能真正「相伴」。

4 其他原因

除了自己的問題，或是和媽媽、伴侶的能量卡住了，女性的不孕症還有一些可能因素，例如曾經失去孩子或人工流產，導致內心和潛意識一直帶著強烈傷心又內疚的沉重情緒，讓子宮的能量緊繃無力，也因此很難受孕。

如果是這種情形，就要釋放這些情緒，讓子宮的能量鬆開來，才有機會再度孕育新生命。

可以用一個或多個小玩偶，代表失去的孩子，把玩偶放在手中，用心看著並感受手中的孩子，看看是否可以和孩子的能量連結。有些人可以感受得到，有些人可能沒感覺，但都沒關係，只要願意和用心去做即可。

對手中的小玩偶說：「親愛的孩子（或寶貝），媽媽看到你了，對不起，無法讓你來到這個世界，我們的緣分就是這樣，但媽媽心裡會記得你，你也是我們家的一份子，謝謝你來陪媽媽這段時間，我會帶著愛祝福你順利前往下一個旅程。」

如果心裡還是覺得很愧疚，可以對孩子說媽媽會做些好事來紀念他，也感謝他陪伴媽媽一段時間。

注——當然，不孕的問題也可能出在男性身上，因為男性的精子動力與內心有強烈的關聯，但本書聚焦於女性，男性的課題不在此詳述。

真實案例6　不孕症

孝順不是百依百順

紹庸和興妤一起來求診，夫妻兩人為了懷孕生子已經看了很多醫生，檢查結果都無異狀，肚皮卻一直沒有動靜，搞得兩人愈來愈焦慮。

我看了一下兩人的能量場後，請紹庸先到外面等候，我要先單獨和興妤談一談。我告訴興妤，能量場上看到她其實並不想要生孩子，這似乎和她的父母有關。

聽我這麼說，興妤顯得有點驚訝，但她承認自己其實並沒有很想生孩子。興妤說從小到大爸媽就一直吵吵鬧鬧，經常弄得家裡雞犬不寧，現在她好不容易有了自己的家庭，實在不想重蹈覆轍，如果不能給孩子和諧的家庭，她情願不要生。

我告訴興妤，父母的問題是他們之間的因緣，更何況父母的衝突雖然讓興妤的童年留下不好的記憶，但是正因為有過這樣的體驗，她才有機會學習控制脾氣，懂得用較恰當的方式來處理衝突，實在不必害怕如果有了孩子，會讓孩子面臨跟自己童年一樣的遭遇。

興妤瞬間紅了眼眶，臉上的表情有些不確定，她說自己和先生雖然不至於像爸媽有那麼多衝突，但是難免也會有意見不合、出現口角摩擦的時候，她實在沒把握可以給孩子良好的成長環境。

我對興妤說，人和人之間，本來就難免會有意見相左的時候，因為每個人的想法、期待與需求不盡相同，有時候溝通也未必順暢，特別是伴侶，在相處過程中，更需要不斷磨合協調，衝突自是難免，但衝突也未必都是壞事，只要不是刻意出口傷人或是造成肢體傷害，其實有時候衝突反而可以讓我們更了解自己與對方。

聽到這裡，興妤好像想通了什麼，臉上的表情放鬆下來，輕輕點了點頭。

我請她跟著我一起對爸媽說：「謝謝爸爸、媽媽辛苦的生我、養我，也謝謝你們有不完美的關係，讓我有機會從中學習，如果你們的關係太完美，我就無法學習到處理衝突的課題，我的孩子不一定非得在我和先生完全沒有衝突的狀況下才能來到這個世界。謝謝爸爸、媽媽，現在我可以走自己想走的路，適合我的孩子自然會來，我不再抗拒成為媽媽了。」

孝順建立在尊重和感恩，而非依從

接著我請紹庸進來，換興妤到外面等候。我告訴紹庸，從能量場上，我看到他之所以一直沒有孩子，和媽媽有關，我問他和媽媽的關係如何。

紹庸說自己小時候身體不好，經常進出醫院，還曾經動過一個大手術，導致有點不良於行。媽媽一直認為他這輩子大概不會結婚，沒想到紹庸四十多歲時認識了興妤，交往後決定結婚，這讓他媽媽有點難以接受。

紹庸說爸爸脾氣不好，又沒耐心，但媽媽從小到大對自己無微不至的照顧，所以紹庸有什麼事都會跟媽媽說，雖然很多人都說他太過依戀媽媽，但紹庸卻認定媽媽是自己最好的朋友，不認為自己是別人口中的媽寶。

能量場看到紹庸的眼中只看得到媽媽，看不到爸爸，同樣的，媽媽所有目光也都放在紹庸身上，即使他早已成家立業，媽媽還是把他當成小孩子。不僅如此，紹庸的媽媽也覺得興妤很礙眼，潛意識裡把媳婦當成介入母子關係的「第三者」，所以對興妤的態度一直很冷淡。

我告訴紹庸，為人子女孝順是對的，但如果父母老是用「孝順」為藉口來掌控孩子，動不動就給孩子扣上「不孝」的大帽子，這樣就不好了。孝順並不是凡事都要依從父母的意思，而是要用智慧做判斷，孝順應該建立在對父母的尊重和感恩之心，絕對不是百依百順的去滿足父母所有欲望和期待。

父母要學習放手

每個人都有自己的人生與命運，父母要學習放手，尤其是對已經成年的孩子，更要尊重對方的意願。

如果孩子有了伴侶，就應該讓他們自己做決定，為自己的人生負起責任，父母不應該企圖控制孩子的生活，更不宜將孩子視為自己的所有物。

我請興好進來診間，然後讓紹庸對媽媽說：「謝謝媽媽生我、養我，但我是妳的兒子，不是伴侶，我不會成為妳的陪伴和依靠，因為那是爸爸的位置和責任，我會回到兒子的角色。現在我有了妻子，她才是我的伴侶，我會支持和陪伴她。我們會尊重妳身為母親的角色，也會一起孝順妳，請媽媽祝福我們，謝謝媽媽。」接著讓夫妻兩人一起對著媽媽頂禮，感謝媽媽的照顧與付出。

幾個月後，興妤捎來訊息，告訴我們離開診間之後沒多久，她就順利懷孕，原本還打算要吃排卵藥，沒想到都還沒開始服藥，孩子就自己來報到。此外，現在她和媽媽以及婆婆的關係都有明顯改善，每個人都回到各自的位置，家庭關係變得更融洽，夫妻兩人都很謝謝我們。

我們診間處理過一些不孕症患者，有不少問題都和父母有關，如果能改善與父母的關係，只要因緣具足，孩子自然就會來報到了。

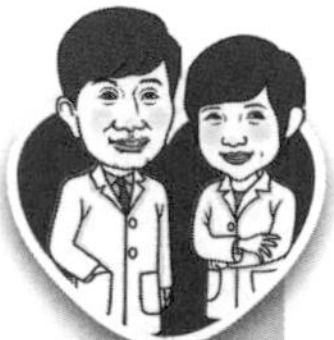

許醫師 鄭醫師——心觀念

♥人和人之間難免會有摩擦，但是意見不同有時反而可以讓我們更加了解自己以及對方。

♥孝順應該建立在對父母的尊重和感恩之心，而非百依百順的滿足父母所有期待。

♥每個人都有各自的人生與命運，孩子成長過程中，父母要學習慢慢放手，尤其要尊重成年孩子的意願。

真實案例 7　不孕症

媽媽不用符合妳的期待

可綾很喜歡小孩，結婚前就和男友講好，結婚後要趁年輕盡快生小孩。可是後來兩人結婚好幾年了，可綾卻一直沒能懷孕，為了生小孩看了很多醫生，但還是遲遲沒消息，所以可綾來到我們診間，想看看身體究竟哪裡出了問題。

從可綾的能量場上看到她有很多煩惱，而這些煩惱似乎都跟媽媽有關，於是我問她和媽媽的關係如何，母女之間發生了什麼事？

可綾說自己是個很會撒嬌的女兒，從小就非常黏媽媽，很希望她把注意力放在自己身上。問題是可綾的媽媽個性外向熱情，老是喜歡往外跑，再加上朋友眾多，所以經常都有自己的事要忙，難得有時間能和可綾好好相處。

可綾說自己很需要媽媽，渴望和她有更多、更緊密的連結，但好像不管怎麼做，媽媽的焦點總是不在自己身上，甚至覺得媽媽眼裡根本就沒有她。

我告訴可綾，如果期待能被媽媽看見，自己就要主動一些，要先用心讓自己也能看得到媽媽，找機會多陪伴媽媽，了解她的需求，而不是老在心裡吶喊著「看我！看我！」，也不是一直在媽媽周圍晃來晃去，以為這樣就能被她注意到。

尊重他人選擇

可綾說自己很關心媽媽，每逢週末假日都會找時間回娘家看媽媽，但媽媽有一群好朋友，放假時經常一起到各地廟宇進香順便遊覽，好幾次可綾特地回娘家，結果媽媽卻出門去了。

我對可綾說，既然媽媽喜歡到廟裡走走，她也可以和媽媽一起去拜拜，培養和媽媽相同的興趣，母女自然就會比較有連結，而且去看媽媽前，也要和她先約好時間，不要期待媽媽就該待在家裡等。

可綾面有難色的說，為了宗教信仰，和媽媽有過很多衝突。可綾在大學時參加慈濟大專青年聯誼會，從那時茹素至今，而媽媽雖然嘴上說自己是虔誠的佛教徒，卻從不考慮吃素，這讓可綾覺得媽媽只是拿香跟拜，根本不算有虔誠信仰，母女每次講到這個話題都爭得面紅耳赤，最後鬧到不歡而散。

可綾甚至氣得對媽媽說過：「如果連吃素都做不到，簡直比慈濟的志工媽媽還遜。」每次聽到這句話，媽媽都會一秒爆氣，惱怒的對可綾說：「對啦，妳慈濟的志工媽媽都比較好。」

我告訴可綾，其實她應該要慶幸媽媽有自己的朋友，可以好好自己過日子，而不是一天到晚賴在孩子身邊，正是因為媽媽的獨立，可綾才能過自己想過的生活。可綾如果想看媽媽，可以事先約好時間，再者，不妨培養和媽媽相同的興趣，讓兩人有更多共同話題可聊。此外，沒有人喜歡被拿來與他人比較，可綾老是拿媽媽和其他人相比，會讓媽媽內心受傷，母女關係自然愈來愈遠。如果媽媽也拿可綾和其他人的孩子比較誰更孝順聽話，那可綾一定會不高興的。

可綾對媽媽有太多期待，但媽媽想要的和她期待的不一樣，所以母女很難處得好，這讓可綾潛意識裡擔心自己如果生了小孩，以後孩子會不會也像自己一樣，和媽媽處不來，這些憂慮擔心的能量，讓她很難順利懷孕。

我告訴可綾，每個人都要尊重他人的選擇，即使是母女，也不能勉強別人要按照我們的意思做事，不能因為自己吃素就要求別人跟著吃素，這樣很難有良好的母女關係，如果想要生小孩，就要先處理和媽媽之間的問題，才比較有機會順利懷孕。

可綾點了點頭，說回去會好好想一想。

我請可綾跟著我對媽媽說：「親愛的媽媽，謝謝妳生我、養我，很抱歉，我不懂得尊重妳，一直拿妳和別人比較，也常常批評妳和強求妳要吃素，請媽媽原諒我，謝謝媽媽。」

化解內心問題，才可能成功受孕

我們在診間看過很多不孕個案，追根究柢問題經常不在生理上，而是心理的能量卡住了，必須要化解心裡的問題，才有機會成功受孕。養兒方知父母恩，母親真的是一個很困難的角色，我們的社會對「媽媽」有太多高遠的期待，經常讓女性的壓力大得喘不過氣來。

特別是現代職業婦女，又要上班，又要忙於家務，還要照顧孩子，日夜操勞、疲於奔命，常常讓自己身心俱疲。所以身為媽媽的女性，要懂得照顧好自己，家人也要共同分擔家務，不能把所有責任都丟給媽媽，家中成員要分工合作，互相體諒與補位，才能創造和諧有愛的溫暖家庭。

幾個月後，我們收到來自可綾的訊息，分享她成功懷孕的好消息，在女兒出生五個月後，可綾還寄來為她製作的影片。

可綾告訴我們，她聽了我們的建議後，很認真調整自己與母親的關係，學習尊重媽媽的做法，不再一直拿媽媽和別人比較。她說自己當了媽媽才意識到做母親真的很不容易，還體會到自己的情緒好壞，會直接影響女兒的狀態，因此對於媽媽也有了更多感謝與尊敬，同時期許自己能成為一個情緒平靜穩定的好媽媽。

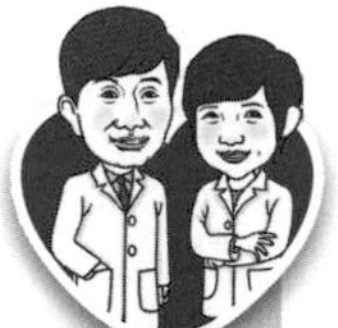

許醫師 鄭醫師──心觀念

- 如果期待被對方看見，就要先用心去看到對方。
- 要尊重他人的選擇，即使是父母子女，也不能勉強對方按照我們的意思做事。
- 不孕症的問題經常不在生理上，而是心理能量卡住了。

8 良性腫瘤與結構變化

乳房、卵巢、子宮等女性器官，在月經週期時，可能受女性荷爾蒙影響而有變化，這時如果做超音波檢查，有時會發現影像看起來像水泡或內含液體的構造型態，呈現類似囊腫的結構。臨床上，這些結構變化可能被診斷為異常，但實際上多數只是荷爾蒙作用的結果，既非異常，更不是腫瘤。

「良性腫瘤」是指在切片或手術過程中取出或切除的組織，病理上常將良性腫瘤定義為細胞的異常增生現象，這些腫塊往往界線明顯，既沒有侵入鄰近組織的跡象，也沒有遠端轉移的能力，因此通常不具惡性。雖然如此，良性腫瘤的內部細胞有時會出現分化能力較強甚至惡性轉化的跡象，因此，良性腫瘤的組織切片在病理化驗後，也可能被診斷為惡性腫瘤。

在病理上，良性腫瘤或是惡性腫瘤，都是細胞增生的狀態，只是惡性腫瘤的細胞分裂與增生狀態的程度較強。有些良性腫瘤也可能轉變為惡性腫瘤，一個腫瘤內也可能有不同的細胞分裂程度或是惡性程度不一。

腫瘤的產生受到外因、內因等多層次因素影響。外因包括環境、飲食等條件，而內因則包括情緒、心念、人際關係等因素的糾結。嚴重時，可能有好幾種因素重重疊疊卡在一起，處理起來要像剝洋蔥，一層一層處理。但無論再多層次的因素，心念往往是形成腫瘤背後很重要的推動力量。

能量動力場上，我們看到腫瘤能量會一直靠近或是依附在病患身旁捍衛保護，惡性度較低的腫瘤常是因為潛意識裡腫瘤為病患帶來一些「好處」，例如身體終於可以好好休息；原本不知道如何拒絕他人的要求，現在有了很好的藉口，可以名正言順拒絕；或是終於獲得子女、家人的關注等。

也有些腫瘤源自細胞需要增生好承載許多被壓抑下來的悲傷、怨恨等情緒能量，這些沉重的能量聚集後，以腫瘤的形式呈現。

惡性度高的腫瘤或末期癌症背後常常帶著死亡的動力，因為活得太累、太痛苦或患者本身覺得生命沒有意義，不知道為什麼活著，所以潛意識裡想離開這個世界。

乳房纖維囊腫

乳房纖維囊腫是介於三十五到五十歲停經前婦女很常見的乳房良性病灶。「纖維囊腫」通常是女性荷爾蒙對乳房的乳腺細胞作用，導致乳腺細胞擴張或阻塞，形成類似水泡的囊腫狀態。通常在月經前，因荷爾蒙作用而產生略有痛感的腫塊，但隨著經期結束，腫塊就會跟著消失。

另外有所謂的「乳房纖維腺瘤」，可能與雌激素濃度較高、造成乳管細胞與間質組織纖維增生有關。

乳房的纖維囊腫或纖維腺瘤，通常是因為觸壓時有痛感，或是健康檢查才會發現，多數女性在停經之後，乳房纖維囊腫或是纖維腺瘤就會自然緩解甚至消失。臨床上這些纖維囊腫或是纖維腺瘤，如果長期觀察都沒有明顯變化，變成乳癌等惡性腫瘤的機會就很小。

九成以上的乳房腫塊屬於良性。一般而言，腫塊如果小於二公分且沒有持續變大，或是隨著月經週期時有消長，通常會是良性的病灶，惡性的機率低，但如果腫塊大於三公分，或有慢慢變大的態勢，建議進一步接受婦科或乳房專科醫師評估與檢查。

子宮肌瘤、子宮內膜異位症及子宮肌腺症

1 子宮肌瘤

子宮肌瘤也是婦科器官常見的良性腫瘤，是子宮肌肉層的平滑肌細胞增生所致，好發於三十五到四十五歲婦女，估計每三位婦女就有一人有子宮肌瘤問題。

除非腫瘤壓迫到膀胱導致頻尿，或造成月經出血量增加導致貧血，子宮肌瘤通常沒有明顯症狀。

如果子宮肌瘤長在接近子宮表面的漿膜下層，就容易發展得比較大；但如果長在接近子宮腔的黏膜下層，就可能造成月經期間大量出血。

子宮肌瘤的生成與女性荷爾蒙有關係，懷孕期間子宮肌瘤可能變大，多數女性在停經後，子宮肌瘤就會逐漸萎縮。一般而言，子宮肌瘤屬良性腫瘤，很少會轉變成惡性腫瘤。

2 子宮內膜異位症

月經期間子宮內膜剝落，部分子宮內膜可能經由輸卵管流到卵巢或骨盆腔，造成子宮內膜異位症。

由於骨盆腔裡的子宮內膜組織會隨著月經週期出血，因此可能產生嚴重的骨盆腔沾黏，所以患有子宮內膜異位症的婦女，經常會出現經痛、骨盆腔疼痛或是性交疼痛等問題。

子宮內膜異位症與子宮以及月經的能量不穩定有關，背後往往涉及患者內在的糾結情緒或關係課題。

3 子宮肌腺症

子宮肌腺症是子宮內膜組織生長在子宮肌肉層內的病症，可能與荷爾蒙、子宮腔手術或是多次妊娠分娩有關，好發於三十五到五十歲，症狀包括經痛、月經量增加或是子宮增大，經常合併子宮內膜異位症或子宮肌瘤，有些人會稱子宮肌腺症為「子宮內的子宮內膜異位症」。

卵巢巧克力囊腫

卵巢巧克力囊腫是子宮內膜異位症發生在卵巢的臨床表現，也就是子宮內膜異位症患者卵巢中，形成子宮內膜異位的瘤狀結構。患者卵巢上的子宮內膜組織會出現類似月經來潮時子宮內膜剝落的出血現象，形成巧克力色的黏稠液體囊腫結構。

卵巢囊腫

卵巢囊腫是另一個常見的女性器官良性腫瘤，有月經的女性，卵巢會分泌雌激素與黃體素等女性荷爾蒙，以此決定每個月的月經週期，並且在子宮、乳房、骨骼、陰道等器官產生作用。

正常情況下，卵巢結構會隨著雌激素的分泌製造卵子，在卵子形成的同時，卵巢內部會有少量液體形成的濾泡，這些濾泡大小通常約二到三公分。

婦科醫師在替患者進行超音波檢查時，若發現卵巢內有過多液體時，可能會診斷為「囊腫」，但這並非病理上的診斷。

常見的囊腫多為生理性的結構變化，屬於「功能性囊腫」，經常是受到荷爾蒙影響產生類似水泡的結構，多數會在三個月內消失。如果存在三個月以上，甚至還有變大的趨勢，或是結構上出現變化，才可能診斷為異常，這時就要由婦科專科醫師看診，進一步檢查與評估。

卵巢多囊症

卵巢多囊症是「多囊性卵巢症候群」的俗稱，患者在超音波檢查時，經常可見到卵巢內有大量未成熟濾泡，好發於生育年齡的女性，粗估發生率高達百分之二十，是十分常見的內分泌疾病。

多囊性卵巢症候群的症狀包括無月經、月經量過多、月經不規則及多毛症等，也常合併肥胖、代謝症候群、第二型糖尿病、心血管疾病、無法受孕等其他慢性病。

卵巢多囊症的發生原因除了男性荷爾蒙過高以及代謝功能失調之外，基因、下視丘荷爾蒙失調、雙酚A等工業汙染也是可能的因素。此外，肥胖也是卵巢多囊症的可能原因之一，如果患者的體重過重，只要能適度減重，往往就能稍微改善卵巢多囊症的症狀。

卵巢形成多囊狀態，常常是因為身體的不同器官同時出現像是體重過重、代謝緩慢、荷爾蒙失調等能量堵塞的問題，因此，需要一一解開背後情緒能量卡住的原因，才能讓能量順利流動。

從能量角度來看，雖然尚未停經的婦女，女性器官可能受月經週期影響而有變化，但無論是哪一種良性腫瘤，會促使細胞產生分裂、增生或病變的重要動力，往往是「情緒」，其中又以悲傷、難過、委屈、內疚等負面情緒是腫瘤成形的最大推動力。

女性器官的腫瘤疾病，經常是患者與母親、伴侶或自我的關係出問題，渴望被愛而不可得，長期壓抑強烈的悲傷、委屈、生氣或怨懟等負面情緒所導致的結果。

來到我們診間的患者中有不少個案，一旦卡住的情緒能量得到釋放，當下良性腫塊就會大幅軟化縮小，因此若想改善腫瘤的問題，務必培養自我覺察能力，去看到被自己壓抑累積的情緒，才有機會完成自己的生命課題，並且恢復健康。

真實案例 8　子宮肌瘤

情緒不是問題，如何面對與處理才是關鍵

芝歡有子宮肌瘤的問題，即使開刀切除仍一再復發，一直讓她很困擾。她幾年前離婚了，但至今仍未從離婚的創傷中走出來，能量場上看到芝歡的子宮充滿了生氣和傷心，整個人既無力又無助，但她卻閉上眼睛，什麼都不想看、不想管。

芝歡很會隱忍，每次一有情緒，總是習慣性壓抑，怎麼也不肯說出來，過去在婚姻中，她就是一直忍耐，前夫就算察覺芝歡有情緒，問了也得不到答案，所以他一直覺得自己無法靠近芝歡，只能站得遠遠的看著她。

聽到我說她的情緒還卡在前一段婚姻的時候，芝歡覺得非常不解，明明選擇離開的人是她，怎麼能量還是卡在那段不愉快的往事裡。我問她知道自己在氣什麼、傷心什麼嗎？

芝歡聽到這裡忍不住哭出來，她說自己實在不懂，原本兩個人好好的，彼此之間

有足夠的信任，她怎麼也沒想到前夫居然會外遇，然後就像是變了個人一樣，把芝歡說得那麼糟糕。事情剛發生的時候，她感覺簡直天崩地裂、風雲變色。

我告訴芝歡，所有事情都不是突然發生的，而是日積月累的結果，只是我們有沒有覺察。一個經常感覺滿腹委屈、老是生悶氣，覺得很多人都對不起他的人，臉上表情往往僵硬又緊繃，如果總是帶著那樣的能量，在眾人眼中，絕對不會是個快樂的人，看到他的人一定也很難有快樂的感覺，周遭的人也會看得出他的勉強。如果習慣性壓抑很多情緒，能量就會卡在身體裡，而女性又特別容易讓能量卡在子宮。

直到現在，芝歡只要想起當時前夫看著外遇對象時，臉上露出笑容，整個人喜不自勝的樣子，她就心如刀割、怒火中燒。事實上，前夫一直覺得芝歡不在乎他、不愛他，在外遇對象面前，他卻能感受到對方的全心全意，覺得自己被好好愛著。

至今芝歡提起前夫外遇的事，還是認為一切都是他的錯，是他不忠誠才會搞到婚姻破碎，而前夫雖然理虧，卻對芝歡說了很多難聽話，他說自己之所以會出軌，是被芝歡逼的，因為芝歡並沒有好好對待他。最後兩個人互相指責、惡言相向，分手分得很難看。

愛要願意付出，真誠以待

當情侶談戀愛很開心，但是步入婚姻、組織家庭就有很多現實面，柴米油鹽醬醋茶，生活的方方面面十分瑣碎，很容易讓人心生不滿，看這個不順眼，看那個也不順眼，夫妻必須相互妥協退讓、彼此包容，因為愛從來就不是理所當然，必須在日復一日的點點滴滴中累積深化，願意為了對方付出，並且真誠以待。

芝歡自己也承認，其實前夫外遇之前，的確對她很不錯。前夫的個性也和芝歡一樣，凡事都會忍耐，每次她有什麼要求，前夫也會盡量配合，所以對芝歡來說，一切都很好。但是對前夫而言，他的感受與芝歡不同，前夫覺得都是自己在配合，而且自己的感受從未被在乎過，問題在於他也把情緒都收起來，隱而不發，直到最後外遇，所有問題才一次爆發出來。

我請芝歡對前夫說：「謝謝我們曾經的愛，也謝謝你對我付出那麼多。你沒有告訴我你的感受，我就把許多事情視為理所當然，我不知道你那麼痛苦，對不起。我把你外遇的責任歸還給你，這是你自己要負的責任，至於我們這段關係，我也有該負的責任。雖然你沒講，但我的心並沒有真正看到你，只是一直用我的標準，不斷要求你做這個、做那個。對不起，我沒有讓你感覺到被愛和被支持。」

說完後，芝歡有點不解的問我，如果前夫和小三互相支持，為什麼後來他們還是分手了？

相愛容易相處難，剛開始相愛的時候，心心念念都是對方，心甘情願配合彼此，但兩個人相處久了，很多內在需求就會慢慢跑出來，可能會發現對方沒有本來以為的那麼美好。

我說，前夫也有個性上的問題，像是他一開始總是配合對方，直到最後受不了才會爆發，他從不表達自己的不舒服，伴侶可能就以為一切都很美好，就像妳當初也是這樣以為，後來才知道原來他有那麼多不滿，這是前夫自己要面對的問題。

芝歡理解的點點頭，她說自己經歷了傷心後悔的過程，現在雖然還是沒辦法全然釋懷，但因為知道自己也有責任，所以好像比較可以看著前夫，也沒有那麼惱怒了。

我對芝歡說，能量場是我們內在的顯化，她一直到現在才從心裡真正看到前夫的難處，所以我請她跟著我對前夫說：「我會把你曾經給過我的愛放在心裡，謝謝你，但我現在要切斷我們之間的伴侶能量連結。」

沒想到芝歡突然哭起來，搖著頭說她不想切斷和前夫的連結，雖然法律上他們已經切割了，但她內心還是愛著前夫，還想保留和他的連結，如果完全切割，她就什麼都沒有了。

我告訴芝歡，要切割的是她和前夫過往的關係模式，如果兩個人還有緣分，就有機會重新建立新關係，一直留戀過去的模式以及對前夫埋怨或生氣，不會讓兩個人關係變好。

芝歡這才止住眼淚，跟著我說：「我切斷我們舊有的伴侶模式，我願意和你展開一個新的相處模式。」

接著，我請芝歡告訴自己：「我會學習看到我自己和愛我自己。」只有當芝歡懂得支持、接納和愛自己的時候，才能好好關照自己的情緒，這樣子宮才會有力量，不然芝歡的子宮會為她承載許多隱忍下來的情緒能量。

學習照顧自己的情緒

芝歡凡事都忍耐的個性，與原生家庭有關。芝歡的爸爸在她八歲時車禍過世，媽媽為了養家，一直努力工作，芝歡知道媽媽很辛苦，從小就很懂事，就算媽媽說了讓芝歡生氣的話，她也總是把情緒壓抑下來，從來沒有和媽媽吵過架。而這樣默默承受的個性就一直跟著芝歡，甚至成為日後她婚姻的障礙。

能量場上看到芝歡的媽媽其實並沒有看見女兒，雖然先生早逝，但她的心都懸在亡夫身上，因此忽略了自己，也忽視了女兒。

我請芝歡跟著我對媽媽說：「謝謝媽媽生我、養我，我知道妳非常辛苦，所以我不敢生妳的氣，即使妳對我有很多要求和情緒，我還是默默承受。這樣的個性影響了我其他的生命面向，包括我和前夫的關係。現在開始我會學習帶著愛說『不』，學習不承載他人的情緒，也會學習照顧自己的情緒，允許自己去表達，該說『不』的時候，我會說『不』。

「我也把妳的憤怒還給妳，媽媽的命運不是我的錯，爸爸早走也不是我的錯，我不需要為這些負責，但我很感謝妳非常辛苦的把我們養大，妳是一個好媽媽，我也是一個好女兒，我已經長大了，我會學習做自己的主人，該說『不』的時候會勇敢說『不』，請媽媽祝福我就好。」

心要看到，情緒要處理

即使頭腦不知道，但心永遠都會知道眼前的人是不是有看到我們，是不是真的關心我們。有些孩子一回家，家長就開始照著清單督促孩子吃飯、洗澡、寫功課、上補習班、練鋼琴、去睡覺……，這都只是「眼睛看到孩子」，但「心」卻沒有真正看到。如果心看到了孩子，就會覺察他的情緒或狀態，如果孩子今天格外興奮或低落，有用心看到孩子的家長，就會知道他可能有些不對勁，會主動表達關心。

很多家長被自己的壓力或焦慮所迫，習慣性催促孩子做這個、做那個，這樣只是「看到孩子要做的事」，卻沒有真正「看到孩子」，甚至等到孩子做出吸毒、賭博、偷竊等不當行為，老師或警察找上門時，才知道孩子出大事了。

伴侶關係也是一樣，如果心沒有看到伴侶，對方可能外遇好一段時間了，自己還毫無所悉，往往是最後知道的人，這就是因為心沒有看到伴侶。一個人有外遇，絕不可能沒有任何蛛絲馬跡，如果自己是最後一個知道的人，就代表兩個人之間早已失去連結，早就發生問題，所以才沒有注意到對方的諸多改變。

有人會說這是因為對方自己也不講，其實七成以上的溝通是透過非語言的方式呈現，所以「因為他沒有告訴我，所以我不知道」這種說法，其實就是沒有用心看到對方。就像一個心很關注小嬰兒的媽媽，即使嬰兒根本無法用言語表達，還是能懂得嬰兒的聲音和表情代表什麼意思。

「心看到」和「眼睛看到」是兩回事，很多出了問題的關係，常常都肇因於只有眼睛看到，但心卻沒看到，就像芝歡和前夫一樣。芝歡的子宮充滿了對前夫生氣和傷心的能量，跟她自我認知的狀態截然不同，她以為自己應該不在乎前夫了，畢竟是自己選擇離開的，但其實她是把真實感受壓抑下來，才讓子宮因此生了病。

很多人小時候都有被說「這個孩子怎麼那麼愛生氣」的經驗，生了氣往往被嘲笑、挨罵，甚至被打，所以憤怒情緒很少被好好看到，更別說被接受、被認可，這也使得很多人成年後，非常難面對自己的怒氣，以為不生氣才是對的。

很多家長常會因為孩子生氣，而感覺自己不是一個好媽媽或好爸爸，於是產生罪惡感，進而因為孩子生氣反而更生孩子的氣，甚至把問題丟給孩子，要他自己處理。

其實情緒本身不是問題，如何去看到、面對並處理才是重點，鼓勵個人表達真實感受，並不等於鼓勵他憤怒的攻擊別人。如果看到孩子有生氣的情緒，大人可以做的是先去認可他的情緒，告訴孩子，我們知道他現在很生氣、很失望、很不開心，讓孩子知道有情緒是很自然的事，沒有人會一直處在開心或生氣的情緒中，可以讓他好好覺察自己情緒的起伏變化。情緒本來就是會自然來去，不需要強自壓抑，愈想要壓抑反而容易擴大情緒，最後還會傷害身體。

接納情緒，允許情緒流動

事實上，每一種情緒都會對應到身體的五臟六腑，中醫有五行的概念，金、木、水、火、土彼此相生相剋，例如肝主木，而肝與生氣的情緒有很緊密的關係，因此一個經常生悶氣或不允許自己生氣的人，身體就會有木不平衡的情況，如果沒有好好疏通肝經，就容易造成氣的瘀滯，進而產生疼痛。由於肝經會走到人體的生殖系統，所以也會影響內分泌。

此外，脾經也很重要，脾經與愛的能量有關，也和生殖系統有關，尤其是女性，如果在伴侶關係或自我關係中失衡，就容易導致脾經失衡。脾經包括腹部生殖系統，一路延伸到乳房和甲狀腺，所以臨床上會看到脾經失衡的女性，容易有子宮、卵巢或甲狀腺的問題，這也是為什麼中醫認為，有些女性的婦科問題與情緒脫不了關係。

相較於其他生物，人類有很複雜且強大的情緒反應能力，相對也帶給我們很多功課。疏通情緒的首要方式就是先接納情緒，允許情緒流動。我們很容易愈想愈氣，覺得對方怎麼可以這樣欺負我們、謾罵我們、指責我們……，一旦進入故事的漩渦，就會愈想愈氣，累積的情緒會不斷放大，很容易失去理智，進入戰或逃的狀態。

這個時候，可以試著把意念拉回當下，回到呼吸，告訴自己「我在吸氣、我在呼氣」，或是試著讓自己專注，比如專注的走路，或專注的看著某樣東西，當我們專注在當下五感的體驗時，就不會繼續愈想愈氣，情緒就不會卡住了。

能量運動 2　釋放生氣——接納情緒、疏通情緒

察覺到自己生氣時，可以練習一個釋放生氣的能量運動。

1 先接地。起身站立，雙手放在大腿上，大腿微微打開，然後觀想自己身體和腳與大地連結，先穩定自己。

2 接著深呼吸，吸氣時雙手握拳往上舉，想像自己把生氣的能量舉起來。

3 然後吐氣，這時雙手用力往下甩，一邊吐氣一邊大聲發出「咻！」的聲音，同時手掌要張開，想像怒氣都被丟出去。

可以試著多甩幾次，通常甩個二、三次就不那麼氣了，覺得身體已經放鬆，比較能自在呼吸了，就做最後一次吸氣。

4 慢慢的深呼吸，雙手握拳慢慢向上舉高，然後輕輕發出「咻！」的聲音，雙手張開慢慢往外甩。

能量運動 3 穩定身體——穩定能量場、連結身體

做完前面釋放生氣能量運動後，可以繼續練習做穩定身體的動作。

1 伸出雙手，將任一手的中指放在兩眉之間，另一手的中指則放在肚臍位置。

2 深呼吸時，雙手中指一起微微往內壓後往上提，然後吐氣時再將手指鬆下來。

用自己的速度連續做五到六次，慢慢就會覺得比較穩定舒服。

這個動作對於連結任督二脈、穩定能量場很有幫助，有的人做的時候會打呵欠，或者有些人很容易上半身和下半身失去連結，例如上半身感覺很熱，下半身卻感覺很冷，做這個動作會很有幫助，幫助身體上下連結。

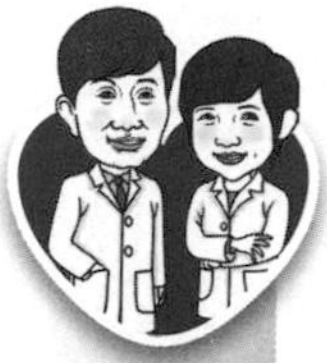

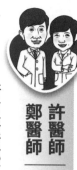

許醫師 鄭醫師｜心觀念

- ♥所有事情都不是突然發生的，經常是日積月累的結果，只是有沒有覺察。
- ♥「眼睛看到」不等於「心看到」，只有眼睛看到，但是心卻沒看到，關係就會出問題。
- ♥情緒本身不是問題，如何去看到、面對並處理才是重點。

請掃描 QR Code，觀看「釋放生氣」、「穩定身體」能量運動示範影片。
https://qrcode.cwgv.com.tw/bgh2105

真實案例 9 子宮肌瘤及子宮肌腺症

愛自己，從學習給自己溫暖開始

多年來，嵐仙受子宮肌瘤及子宮肌腺症所苦，能量場上看到她的子宮有很多傷心的能量，我問她哪一位伴侶讓她很傷心、很痛苦，她說是隱瞞已婚和她交往的前男友蔣先生。

嵐仙說他們雖然很年輕就認識了，當時蔣先生其實已經結婚，卻為了和嵐仙交往，隱瞞已婚事實，等她發現對方有家室，早已投入真情難以自拔，就這樣無辜成為他人婚姻中的第三者。

更讓人氣惱的是，蔣男並不是真心愛嵐仙，只是想找個人玩一玩，他對嵐仙沒有真情，但嵐仙卻是真心誠意愛著蔣男，這段感情讓她自責又痛苦，最後蔣男主動提出分手，讓她非常傷心。

但除了傷心，嵐仙也很憤怒，一方面覺得蔣男實在很過分，怎麼可以玩弄她的感情；另一方面，也氣自己怎麼這麼笨，居然會愛上這樣的人。太多情緒把她壓得喘不過氣來，但又不知道該怎麼辦。

我對嵐仙說，她失去的是一個渣男，但蔣男失去的，是一個真心對待他的人，這樣想其實嵐仙的損失還比較小。

接著我請嵐仙對蔣男說：「我真的很氣你，也很傷心，我是真心的，我覺得浪費太多時間和愛在你身上，讓我很不甘心。我把你犯錯的責任歸還給你，讓你自己負責，你不值得。」

然後，我也請嵐仙對蔣男的太太說：「對不起，我不是故意要介入妳的婚姻，請原諒我。」

能量場上，嵐仙一直責備自己為什麼在這麼糟糕的人身上投入那麼多，覺得很倒楣，愈想愈不甘心。

其實嵐仙會這麼生氣傷心，更深層的原因是她沒有愛自己。

嵐仙現在的男友對她很好，但嵐仙和男友在一起時很難開心起來，總覺得有點悶悶不樂，有些失落不安，因為現在的男友也是已婚人士，嵐仙一方面覺得自己很不應該，另一方面又懊惱自己的感情路為什麼這麼坎坷。

嵐仙從小就是個很乖、很聽話的孩子，但是父母有很多自己的課題，所以無論嵐仙再怎麼乖巧懂事，他們也很少真正看到她。嵐仙一直都很渴望被愛、被看到，這也是為什麼長大後，只要有人給嵐仙一點愛、對她好一點，她就會飛蛾撲火般衝過去，即使燒得遍體鱗傷也不在意，讓自己的感情路走得格外辛苦，幾度都成為別人婚姻裡的第三者。

我請嵐仙跟著我說：「親愛的爸爸、媽媽，謝謝你們生我、養我，但是你們之間的問題很多，你們也在學習如何相處和如何愛，所以你們的心沒有看到我。但是我已經長大了，可以開始學習怎麼愛自己，而不是等著讓別人來愛我，我把屬於你們的問題歸還給你們，請你們祝福我就好。」

嵐仙說完後，哭得非常傷心，一方面為過去感到很難過，另一方面實在不知道該怎麼愛自己。

嵐仙說她一直在和自己打架，就像現任男友雖然對她很好，但嵐仙只是因為自己需要抓住什麼，才和對方在一起，她並沒有發自內心感到快樂，雖然不想當第三者，也想過要分手，但又害怕分手後自己會更失落，所以進退維谷、左右為難。

我請嵐仙對現在的男友說：「雖然你對我很好，但是和你在一起我感到很不安，你在法律上已經有了伴侶，我是後來的，她是先到的，我實在沒辦法很坦然的和你在一起。謝謝你給我的溫暖和愛，但跟你在一起我感覺到更多的痛苦和內疚，我也沒有辦法愛這樣的自己，因為無法認同自己的行為。」

接著我再請嵐仙對現任男友的太太說：「真的很對不起，我介入了你們的婚姻，對不起，請妳原諒我，我也會原諒自己。我會祝福你們，也請你們祝福我能夠找到適合我的伴侶。」

學習愛自己、善待自己

嵐仙是一個很好的人，美好的靈魂自然會吸引人們的喜歡，會對她好，想要和她在一起，加上嵐仙不懂得拒絕他人，又渴望被愛，所以只要有人喜歡她，就會不由自主陷進去，然後加倍付出，但這樣讓嵐仙傷害了自己。

我對嵐仙說，要看到自己是一個很美好的人，很值得被愛，所以有人看到嵐仙的好，就想要和她在一起。但對方如果是已經有伴侶的人，要懂得拒絕，不然會很難認同自己，如果充滿罪惡感的活著，潛意識就容易不想活下去。

我問嵐仙有什麼興趣？除了追求被愛的感覺，有沒有什麼是她很喜歡做的事？

嵐仙想了想，說喜歡園藝耕種，也很喜歡當義工。

我測過嵐仙的能量之後，建議她可以去當義工，但我特別提醒嵐仙，會去當義工的人，絕大多數都是很善良、很有愛、很願意付出愛的好人，而這些好人的身邊往往早就有了伴侶，如果嵐仙去當義工，一定要小心，不要又因為別人對自己好就輕易愛上對方，否則一旦愛錯了人，會讓自己的心很累。

我請嵐仙對自己的子宮說：「我會學習愛自己，做喜歡的事。」

嵐仙說不知道要怎麼做才算是愛自己，每次都提醒自己要愛自己，但卻反而變成一種壓力。

我問嵐仙，當別人愛她時，她是如何感覺到被愛？

嵐仙想了想說，每當她感覺被愛時，會覺得非常溫暖，像是很累的時候，有人關心她，問她：「還好嗎？」又或者是辛苦工作了一天之後，有人噓寒問暖，都會讓她覺得被愛。

我告訴嵐仙，其實這些暖心時刻也可以自給自足。只要學著去覺察自己，例如很累的時候，就對自己說：「嵐仙，我知道妳現在很累了，妳需要好好休息，等等回家去泡個澡，再好好睡一覺吧！」

又或是如果某天不太開心，就告訴自己：「嵐仙，我知道妳今天很不順利，但妳盡力了，沒關係，妳很棒，等一下泡杯熱可可，好好安慰自己一下。」就像在對別人說話一樣，我們也可以像這樣對自己說話，一樣可以讓自己感覺到溫暖。

我請嵐仙對自己的子宮說：「我會開始關愛自己，給自己溫暖，給自己抱抱，好好呵護自己，這些我本來就很擅長，因為我一直都是這樣對別人，只是忘記也要這樣對自己。」

嵐仙是感受型的人，總是希望別人感覺良好，尤其是自己有過感覺不好的時候，不希望別人也有這種經歷。

嵐仙從小就一直等著父母來愛她，卻苦等不到，其實她是一個很懂得付出愛、也很能給出愛的人，根本不用等著別人給她愛，她完全可以給自己愛，只要當她開始愛自己，就會變得有力量。

生命旅程裡的每個際遇、每段關係都會帶來不同的學習與成長，我們要學習愛自己、善待自己，才會有能力去愛我們真正在乎的人。

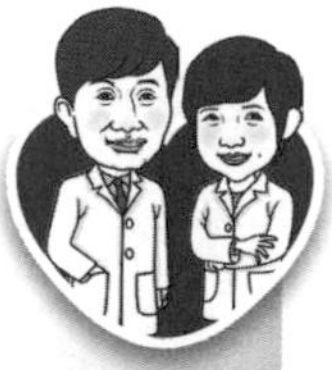

許醫師 鄭醫師｜心觀念

- ♥ 遇到欺騙感情的人，只要把對方欺騙的責任還給他，不必一味責怪自己，但也要勇敢拒絕欺騙自己的人，不要一直陷在讓自己痛苦的處境裡。
- ♥ 每個人都可以學習怎麼愛自己，不必等著別人來愛。關愛自己、給自己溫暖，擁抱並呵護自己，許多暖心時刻都可以自給自足。
- ♥ 如果因為成為第三者而無法認同自己，甚至充滿罪惡感，就容易失去生命動力。

真實案例10　子宮肌瘤及子宮肌腺症

愛與被愛是自然的能量流動

百嘉幾年前因為子宮肌瘤開刀，結果近年又因為嚴重經痛，發現自己有子宮肌腺症，難怪每次生理期都痛不欲生。雖然苦不堪言，但她實在不想拿掉子宮，卻又不知該如何是好。

能量場上看到百嘉壓抑了很多情緒，我問她哪個伴侶讓她難過又生氣呢？百嘉說是現任男友。

她的現任男友其實有很多女友，百嘉只是男友眾多紅粉知己之一。她非常喜歡男友，很想捍衛自己身為女友的權益，不知不覺就變得占有欲愈來愈強。

每次和男友在一起，百嘉總會不斷追問男友又跟哪個女生搞曖昧、和誰去做了什麼事，讓男友覺得和百嘉相處壓力實在太大，開始遠離她，寧願靠近其他女性，因為比起跟百嘉相處，和其他女生在一起時輕鬆多了。

我告訴百嘉，她為了獨占男友，想把男友的其他對象都趕走，只會讓她和男友的關係愈來愈差。其實原本百嘉和男友感情很不錯，直到她愈來愈強勢捍衛正宮女友的地位，才讓男友想要掙脫百嘉的控制，爭取自由。百嘉必須改變心念，她的能量狀態才會改變，不然她把全部精力都用來捍衛這段關係，只會疲憊不堪，無力活出自己的人生，也失去本有的吸引力。

我問百嘉，有沒有什麼事情是她很有興趣或想要做的？百嘉想了想，說她很喜歡聽演講，因為可以豐富自己的知識。

我跟百嘉說，聽演講不能算是一種興趣，興趣是自己喜歡做、樂在其中，並且熱中從事的活動。百嘉會想要透過聽演講來增長知識，可能是內在覺得自己不夠好，這也是百嘉為什麼會想一一排除男友身邊的曖昧對象，因為她沒有足夠的自信，又缺乏安全感，老覺得比不上別人。

興趣加上努力，讓自己發光發熱

百嘉要做的不是趕走和男友曖昧的女性，因為走了一個又會來一個，永遠趕不完，她要做的應該是讓自己發光發熱。一個人要發光發熱，並不是靠聽演講來豐富知識，而是要投入自己有興趣、有熱誠的事情。百嘉覺得自己沒有對什麼事情感興趣，可能是因為沒有什麼天賦。

什麼是天賦？如何知道自己有沒有天賦，或如何發展自己的天賦？

其實天賦並不一定指天生特別擅長的事，也可以是自己有興趣、喜歡做，並且享受做這件事，願意一再練習的事情。只要願意不斷用心練習，自然就會愈做愈好，變成天賦；也就是說，所謂的天賦，常常是興趣加上不斷努力。

能量場上看到，百嘉幾乎把所有心思放在男友和他眾多紅粉知己身上，所以根本無法發展自己的興趣，如果百嘉的動力沒有改變，就很難活出自己。

百嘉有點氣惱的說，她希望藉由打擊男友身邊的女人，來證明自己的存在感和價值，因為男友就是她的生命重心，實在不想輸給別的女人。她全心全意對待男友，如果最後發現男友最愛的不是她，她真的會難以承受。

我告訴百嘉，這和輸贏沒有關係，如果把自己生命的焦點放在阻止男友不要跟其他女人往來，那只會疲於奔命、一再傷心，因為稍不留神，男友隨時隨地都可能和其他女生互動。

其實男友也很在乎百嘉，但是她緊迫盯人，控制欲又強，只會讓男友恐懼不安，既生氣又憤怒，完全感受不到被愛，自然會想避開百嘉，和其他女生在一起，因為她們既不會一直盯著自己，也沒有想要控制自己。

百嘉不服氣的說，其實她很想跟男友分手，兩個人也講了無數次要結束，但最後都是男友反悔，拒絕分手，才會一直拖到現在。可是百嘉能量場上顯現的情況，卻不是如此。

我告訴百嘉，不願意分手的人其實是她，她才是還沒準備好結束這段關係的人。雖然她的頭腦想要離開男友，但是心裡卻不是這麼想，所以才會有那麼多糾結，如果真的想和男友斷開，早就已經分手。不過這也沒有關係，就接受自己還沒準備好要分手的事實，因為我們無法強迫自己去做不願意的事，如果因此生自己的氣，那只是雪上加霜。

百嘉不妨告訴自己：「我投入一段很珍惜的感情，現在還沒辦法切斷，但我可以學習發展自己的興趣。」發展興趣時要記得不刻意追求完美，不然很容易感到喪氣而無法繼續，世上根本沒有完美這件事，只要好好享受當下的學習過程，做自己有興趣的事，持續練習下去，自然會愈來愈熟練。

接著我請百嘉對男友說：「雖然我很氣你、很怨你，也很傷心，但我還沒準備好離開你。不過我會開始把心力投入在想做的事情上，無論是我的興趣、喜好或生命的其他面向。」

找回生命主軸，活出價值

如果百嘉生活中沒有其他面向，就很難和現在的男友分手，因為沒有其他事情來吸引她的注意力，即使大腦知道持續困在這樣的關係中對自己不好，但她的所有重心都在男友身上，會害怕一旦放手，生命就此空掉，不知如何是好，因此百嘉一定要轉過頭看看生命中的其他面向。

在百嘉還無法對男友放手之前，她只有一個方法可以讓自己好過一些，就是當男友在她面前的時候，把全副心思拉回來和男友好好相處，不要一直想東想西，或是探究他和其他女人的事，如果男友不在百嘉面前，那他要和誰在一起做什麼事，就不關百嘉的事。

百嘉現在是連男友在她面前，滿腦子也一直想著男友昨天和誰怎麼樣，明天又要和誰怎麼樣……，根本就無法好好與男友在一起。

百嘉應該做的，就是當男友在身邊時，要讓自己此時此刻真正的去看到他，珍惜兩個人相處的時光，這樣兩人的能量才有連結，感情也會比較好。如果百嘉滿腦子都在想男友的其他女伴，那她便會不由自主對男友生氣、嫉妒，無法享受兩人時光，結果讓彼此的心愈來愈遠。

唯有百嘉自己轉變，才能找回自我生命的主軸，活出生命價值，發光發熱。

我請百嘉告訴男友：「謝謝你曾經給我的愛，但我一直追著你跑，追得好累，我的心看不到你，而你也沒有真正看到我，我們失去連結了。

「過去我的頭腦裡充滿著你和其他女伴的故事，沒有好好和你在一起，我會學習和你在一起的時候，就好好的、專注的和你在一起，你與其他人的故事和我無關。我也會好好發展興趣，不需要一直黏著你，當你不在身邊，我會好好活著，我會活得很精采，為我自己。」

當百嘉說出願意為自己活得精采時，男友的能量反而放鬆下來，重新把眼光再放到她身上。

發揮自己，就是完美

一直以來，百嘉就是一個有很高標準的人，給自己設下太多框架，總是要求自己必須做到最好。她也知道自己有過度追求完美的問題，還為此吃了很多苦頭，但卻告訴自己，這樣也沒什麼不好，完美不犯錯才是她想要的。

百嘉身為聽覺型人，卻有個視覺型的媽媽，這樣的組合讓母女兩人都很辛苦。視覺型人很習慣指出他人做不好的地方，所以百嘉從小就被媽媽百般挑剔，才會養成追求完美的個性。

百嘉從小無論表現得再好，媽媽總是只看到女兒做得還不夠好的地方，媽媽認為要不斷追求進步，孩子才能去到更好的地方，所以為了百嘉好，身為媽媽必須不斷指出孩子的不足，以至於後來百嘉也覺得自己永遠不夠好。

久而久之，追求完美、精益求精，就成為百嘉和世界互動的原則。即使媽媽內心覺得百嘉其實表現得非常好，也鮮少當面讚美她，只有當百嘉不在場時，才會對親友說她的好話。

我告訴百嘉，要拿掉所謂的「好」或「不好」，每個人都是獨一無二的，沒有誰好或誰不好。不斷和別人比較，是一件很累也很沒意義的事情，天生我材必有用，每個人只要好好發揮自己就夠了。

就像父母都希望孩子長得高，但某些原住民族曾經認為身高太高是一種殘疾，因為他們生活在山上，必須外出行走狩獵，如果長得太高不但移動不便，還容易成為野獸攻擊的目標。所以根本沒有什麼永恆不變的標準，我們只要發展出自己喜歡並且願意練習做的事，就是完美。

我請百嘉對媽媽說：「親愛的媽媽，謝謝妳生我、養我，我知道妳很想要把我教好，但是妳的方式不太適合我，我是需要被肯定的孩子，而非老是被指出哪裡做得不夠好，我對自己的期待和要求本來就很高，所以我也很努力。

「我把屬於媽媽對我的期待和不滿歸還給妳，我已經夠好了，我是一個非常努力的孩子，會學習肯定自己。其實媽媽也覺得我夠好了，只是我也很在乎有沒有拿到一百分，所以問題也出在自己身上，我會學習去看到自己很棒的地方，我是獨一無二的，可以很輕鬆的去做自己，不需要和任何人比較，也不需要像任何人，我就是自己的一百分。」

說完之後，百嘉有點疑惑的問我：「一個人不是要很好才會被愛嗎？如果我不夠好，怎麼會有人愛我？」

我問百嘉：「『我得要很好，才會有人愛我』這是真的嗎？」當我們還是小嬰兒的時候，我們有很好嗎？小嬰兒想哭就哭、想拉就拉，什麼事都要依賴別人，也無法為他人做任何事。但當我們是小嬰兒的時候，家人就不愛我們嗎？

「小嬰兒看到人就會開心又真誠的笑，而被看到的人也會因此感到開心，進而給予相同的回應，這就是美好能量的共振。

「人會不會被愛，跟所謂的好與不好根本沒有絕對關係。什麼叫做『很好』？怎麼個好法？每個人的標準都不同，如果要很好才會有人愛，而且大家都有同樣的標準，那麼大家愛的不就應該是同一個人嗎？但事實並非如此啊！」

百嘉的男友看著她，但她卻看不到男友，只關心男友和哪些女生走得太近，卻沒有真正關心男友，所以他們之間沒有愛的流動，彼此失去了連結，這才是百嘉感受不到被愛的原因，跟她好或不好無關。

被愛是一種因真誠互動而產生的因緣，我真心的愛你、欣賞你，你自然也會如此回應我；我為你打開我的心，你也願意開放你的心來接受我。愛與被愛是一種自然的能量流動，和一個人夠不夠好從來沒有絕對的關係。

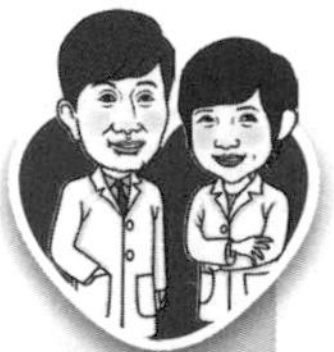

許醫師 鄭醫師｜心觀念

- ♥投入有興趣、有熱誠的事情，就會讓自己發光發熱。
- ♥每個人都是獨一無二的，天生我材必有用，只要好好發揮自己就夠了，無須和任何人比較。
- ♥愛與被愛來自雙方內心真誠的互動，和一個人好或不好，沒有絕對關係。

真實案例11 子宮肌瘤、子宮肌腺症及巧克力囊腫

放掉內疚，才能真正和對方連結

維亞長期受子宮肌瘤、子宮肌腺症及巧克力囊腫所苦，已經開過好幾次刀，但是每過幾年就會復發，讓她很煩也很困擾，不知道怎麼做才能永久擺脫這些疾病。我在維亞的能量場上看到她的子宮卡了很多傷心的情緒，這些能量和伴侶有關，於是我問維亞，哪一任伴侶曾經讓她很傷心。

維亞想也沒想就說是幾年前婚內出軌時交往的陳男，因為對方也有家室，原本兩個人都說好要結束既有的婚姻關係在一起，但陳男考慮再三，覺得實在不該離開結婚多年的妻子，所以最後反悔不離婚，只好向維亞說抱歉。對於陳男的決定，維亞雖然傷心欲絕，但也無可奈何，於是相愛的兩個人只能痛苦分手，各自回歸家庭。

維亞的先生一向對她百依百順、關懷備至，從頭到尾都不知道妻子曾經出軌。維亞結束與陳男的關係後，每每看到先生就有強烈的罪惡感，於是她下定決心，一定要

好好維繫婚姻，不能再辜負先生。

我問維亞，既然她的心一直在陳男身上，對方也一樣很在意她，當初為什麼同意和陳男分手呢？維亞說雖然曾經想和陳男在一起，但既然他選擇留在原本的婚姻裡，即使對他的決定很不舒服，但也只能尊重。

其實維亞對於陳男的決定豈只是不舒服，根本是極度傷心和生氣，導致她的動力只能無力的趴在地上，並且就算各自回歸家庭，維亞也完全看不到現在的伴侶。陳男也是一樣，心裡還是一直掛念著維亞，明明相愛的兩個人，當初卻做了一個讓雙方都很痛苦的決定。

心要連結，才能成為真正親密的伴侶

選擇伴侶時，很多人會聽大腦的話，而不是聽心的聲音。一旦讓大腦主宰，就會開始務實的想著「誰比較適合」，於是學歷、職業、收入、樣貌、家庭背景等種種現實條件，就成為選擇的關鍵。

問題是符合這些條件的對象，未必能讓彼此動心，而如果兩個人的心沒有連結，就很難成為真正親密的伴侶。

回歸婚姻的維亞，因為與先生沒有連結，所以根本看不到先生的支持、陪伴和愛；陳男也是一樣，雖然和維亞分手，心還是一直關注著她，完全無視自己的妻子。這樣的錯綜關係，真是一團糊塗帳。

我請維亞跟著我對陳男說：「謝謝我們曾經有過的愛，也謝謝你對我的關心，你在我心裡有一個重要的位置，雖然我對於你沒有選擇我感到很生氣，也很傷心。你明明在乎我，我也在乎你，但我們卻沒有在一起，既然緣分就是這樣，我現在要切斷我們之間的伴侶連結，我尊重你們的夫妻關係，也會祝福你們，我現在有自己的伴侶，也請你祝福我，謝謝你。」

維亞說完後，慎重的再三強調，雖然心裡會為陳男保留一個位置，但她覺得還是要好好和先生在一起，雖然她與先生並沒有連結，但多年來他一直守在身邊，所以無論如何，維亞都不想傷害先生，一定要好好回報他。

我告訴維亞，如果想繼續這段婚姻，首先要對自己的心誠實，放掉內疚的心情，好好看到先生，重新與他連結，否則有一部分的我們就會因為感到愧疚，不敢去正視對方。只有當我們能夠誠實回應自己、面對曾經做過的事，才比較能夠看到對方，漸漸在先生身上看到原本以為只有在陳男身上才能看到的優點。

我要維亞真誠的在心裡向先生道歉，告訴先生自己的心曾經迷失了，那時候不知道想要的是什麼，以為另一個人更適合，所以曾經想要離開他。但現在她要真誠的向先生道歉，告訴他自己願意重新看到他，也會珍惜他。

不過這並不是要維亞當面向先生坦承曾經外遇的事，而是希望她能面對自己的心、面對曾經發生的事，向自己傷害過的人真誠道歉，這樣她才能真正放下。

有時候出軌的人為了讓自己心安理得，會向另一半坦承外遇事實，結果反而讓對方承受被背叛的痛苦，這樣的行為並非出於愛。自己做錯了要真心懺悔，然後好好用愛來彌補對方，這才是真正的為他人好。

我請維亞對先生說：「親愛的老公，謝謝你給我的陪伴和愛，謝謝你一直守在我身邊，也謝謝你對我好，真的很抱歉，我出軌了，愛上了別人，對不起。我會試著重新看到你，重新對你付出愛，學習珍惜你，你是很好的先生，謝謝你能一直看到我，並且在乎我。」

倘若維亞一直沒有真正看到先生，以後即使沒有出現另一個陳男，先生也可能會離開維亞，和別人在一起。婚姻必須是雙方的心都能夠看到彼此，這樣的能量連結才能長長久久，如果維亞一直看不到先生，永遠只是把他當備胎，婚姻終究很難維持下去，即使勉強維持，雙方也無法感到幸福。

疾病的發生，有助修復內在問題

維亞面對伴侶關係時，其實帶著一種全然不知道怎麼與對方相處的能量，這可能與她的原生家庭有關，於是我問維亞和父母的互動狀況。

維亞說父母之所以會結婚，是因為媽媽未婚懷孕，但訂婚當天，已經懷孕七個多月的媽媽卻發現爸爸劈腿，當時媽媽很想把維亞拿掉、離開爸爸，但因為孩子已經太大，無法引產，所以最終還是把維亞生下來，等她一歲時父母才結婚。從維亞有記憶以來，父母就爭執不斷，雖然很在乎彼此，卻經常吵得不可開交。

維亞從小就十分在乎媽媽，總是很心疼她，卻又對喜怒無常的媽媽感到害怕，每次她心情不好就會責怪維亞，說都是為了她才會和爸爸結婚。所以維亞總覺得是自己的錯，媽媽才會陷入不幸福的婚姻。

其實維亞媽媽的專注力，從頭到尾都在先生身上，完全沒有看到女兒。我告訴維亞，媽媽會嫁給爸爸並不是因為懷了維亞，而是媽媽真的很在乎爸爸，爸爸也非常在乎媽媽，所以才會結婚，至於他們的摩擦或糾結，是他們的課題，與維亞無關，也不是她能解決的。

我請維亞對爸媽說：「親愛的爸爸、媽媽，謝謝你們生我、養我，謝謝你們因為有愛才有了我，但我無法處理你們之間相處的問題，也無法背負你們因為我才不得不結婚的責任，你們是因為在乎彼此才會結婚，畢竟媽媽沒有發現爸爸劈腿以前，本來就要和爸爸結婚。」

接著我再請維亞對媽媽說：「媽媽，妳辛苦了，但我無法強迫爸爸要愛妳和忠於妳，這是你們之間的課題，我不選邊站，也不期待你們有所不同，這是屬於你們的功課。請你們祝福我就好。」

維亞的媽媽其實很想向女兒說對不起，她知道自己沒處理好伴侶關係，也疏忽了女兒，但她實在沒有別的辦法，結果就是太太和媽媽的角色都沒做好，對此，維亞媽媽深感抱歉。

我請維亞對媽媽說：「媽媽，謝謝妳生下我。我知道妳已經盡力了，不是故意傷害我，妳想做個好媽媽，謝謝妳，我接受妳的道歉，我也很愛妳，請媽媽祝福我。」

疾病的發生，往往是來幫助我們修復自我內在的問題。子宮常常是女性內在的捍衛者，承載很多被壓下來或忽視的情緒和痛苦，所以對女性而言，子宮可以說是另一個自己，女性如果能夠好好修復自我關係和親密關係，子宮的能量就會很穩定。

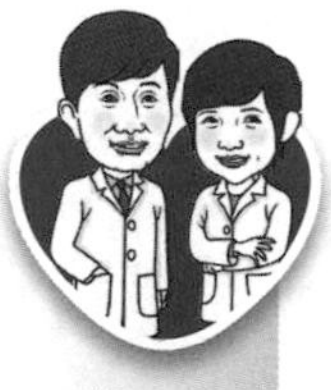

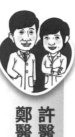

許醫師 鄭醫師 心觀念

- ♥如果只聽大腦的聲音來選擇伴侶，就會只考慮現實條件，但若彼此的心沒有連結，就很難成為真正親密的伴侶。
- ♥人要對自己的心誠實，勇敢面對曾經犯的錯，放下對伴侶內疚的心情，才能夠真正看到對方。
- ♥疾病的發生，往往是來幫助我們修復自我內在的問題。

真實案例 12　子宮肌瘤及人類乳突病毒

把父母的課題還給他們

秀綿這幾年經常往返婦科就醫，除了子宮肌瘤的問題，還一直反覆感染人類乳突病毒（ＨＰＶ），由於ＨＰＶ是子宮頸癌成因之一，因此她很擔心自己會得癌症。秀綿積極接受治療，但不知道為什麼還是一再感染、無法根治。

秀綿是個非常溫順聽話的女兒，在爸爸嚴厲的管教下，從小就努力成為他心目中的好女兒，凡事都以爸爸的要求和需求為主，久而久之，秀綿就習慣把自己的需求放到最後。

從秀綿的能量場上，我看到她整個人處於極端無力的疲累狀態，除了過度努力滿足他人的要求，還慣性忽略自己的需求，永遠把自己放在最後。時間一久，秀綿的人生好像只剩下忍耐，讓她失去活下去的動力，連自己想要什麼都變得愈來愈模糊，潛意識不免感到了無生趣。

我請秀綿跟著我對爸爸說：「我不需要當一個好女兒，我已經背著這個光環和框架太久了，我好累，我把你們的要求和期待歸還給你們，我會活出自己，我不是好女兒也不是壞女兒，我不需要誰來定義我的好壞。」

秀綿的爸爸是傳統大男人，不只是對秀綿管教嚴格，對太太也一樣嚴厲，只要太太不順他的意，就可能對她惡言相向，甚至動手動腳。所以秀綿從小就很心疼媽媽，為了保護媽媽，她習慣討好爸爸，努力做個乖巧聽話的小孩，希望可以讓他心情好一點，進而確保媽媽的安全。

從能量場上看得很清楚，其實爸爸氣的是媽媽，因為她一直在躲避爸爸，他對此很不滿。但是除非爸爸懂得溫柔對待媽媽或是媽媽鼓起足夠的勇氣靠近爸爸，他們才有機會好好相處，否則秀綿說得再多、做得再多，只要媽媽還是那麼退縮逃避，爸爸對媽媽的態度就不會改善。

我告訴秀綿，我們身為子女不該總想著去改變爸媽，也不該在他們之間選邊站，孩子唯一能做的，是把爸媽的人生課題歸還給他們。

很多小孩都會像秀綿一樣，想保護雙親中看起來比較弱勢的一方，但其實和秀綿父母一樣的夫妻很多，每一對都有他們各自的溝通模式，這也是為什麼這些夫妻能夠共同生活數十年，即使有很多的冷戰或爭執，日子還是能過下去，真正快要活不下去的人，往往是在一旁擔心不已、想做緩衝調解又使不上力的孩子。

事實上，身為子女的秀綿，無法擔起拯救父母的責任，因為這並不是子女的責任，也不是子女想做就可以做到的，父母根本不會乖乖聽命於子女。每個人最重要的責任，應該是先讓自己好好活著，畢竟沒有別人可以替我們活，我們得自我負責。

我請秀綿對爸媽說：「我拯救不了、也不需要拯救你們，因為即使沒有我，你們也能好好活著。」接著我請秀綿單獨對媽媽說：「媽媽，我把妳的問題還給妳，妳很安全，只是妳要學習如何和爸爸相處。」

秀綿一對爸媽說完這些話，她的能量就變得比較有力，當她把爸媽的責任歸還給他們，卸下一直背在身上的沉重枷鎖後，她的能量也跟著慢慢恢復力氣。

雖然如此，秀綿的能量還是充滿很多不安和恐懼，這是因為她必須顛覆自己信守多年的思維和慣性，才能讓自己重生，這絕不是一個容易的功課，對她來說必須打破一連串既有的模式，才能真正跳脫過去的信念。

給出明確指令，需求才能被理解

多年來，秀綿因為太在乎原生家庭家人的看法，拚命想得到他們的肯定，所以永遠把自己排在最後、最不重要的位置上，時間一久，就弄丟了自己。

從能量場上可以看到秀綿整個人很沒力，大腦也總是一片空白，雖然秀綿的先生很關心她，但秀綿在面對先生時，總是無法好好表達自己的需求，搞得他覺得自己好像動輒得咎，實在不知道能為秀綿做什麼，而她對先生也有點生氣，認為先生都不懂她的需求，給的都不是她想要的。

我告訴秀綿，其實先生很支持她，但是她似乎沒有好好向先生表達她的需要。秀綿有點冤枉的說：「有啊，我只是希望他在我需要的時候，可以接住我，可以給我很多愛和關心。」

聽到秀綿的辯解，我完全理解她的先生為什麼會不知所措了。因為秀綿的表達太過抽象，讓人有聽沒有懂，根本不知道該怎麼做。

一般而言，女生的思考方式比較感性，但男生往往需要具體明確的指令，女生如果表達得太抽象，就很難得到想要的結果，就好像秀綿說的「可以接住我」，指的並不單單是擁抱、承接的動作，而是意義上可以給她支持和愛，但這樣的指令太抽象，先生難以理解，自然無法做出符合秀綿期待的行為。

我對秀綿說要學著給出明確指令，譬如說：「老公，當我難過的時候，希望你可以緊緊擁抱我幾分鐘。」「我想要每天晚飯後牽著你的手去公園走一走。」「我希望你可以跟我說：『沒關係，妳已經做得很好了。』」只有給出明確指令，才不會讓人一頭霧水、費心猜測。

另外，秀綿也要學著往內在去探看「此時此刻，當下真正想要對方為我做的是什麼？我想要對方做什麼事或對我說什麼話？」只有看清楚了，才可以具體確實的陳述自己的需求。

連結自己的心和腦

秀綿說：「其實，我只是很希望他能陪著我。」

我對秀綿說，這個說法也很抽象，先生會以為秀綿只是需要他待在家裡，就算是陪她了。如果先生就坐在家裡自顧自的滑手機或一起看電視，想必也不符合秀綿的期待，但先生會認定他的確就待在秀綿身邊，應該可以滿足她「陪著我」的需求才是。結果很可能因為秀綿的表達模糊不清，所以先生解讀錯誤，到最後兩個人都感到挫折而無奈。

我告訴秀綿，每個人都要練習如何清楚明白傳達自己的需求，如果想要性愛，就直接說：「我想要和你上床。」而不是迂迴的說：「別人的老公都很愛老婆。」或「你都不愛我。」

一個人如果連自己想要什麼都很難講清楚，又怎麼期待別人能理解進而做到呢？

秀綿十分納悶，實在不知道怎麼表達才算清楚。她說無論面對公婆或原生家庭，她都只是需要先生在身邊給出有力的支持，明明她的要求不高，為什麼先生會不懂。

我告訴秀綿，「有力的支持」是一個很抽象的概念，很多男生的腦是邏輯腦，只聽得懂一個指令、一個動作，一旦指令下得不對，動作就不會對，但秀綿從小在原生家庭養成的習慣，讓自己無法好好連結自己的心和腦，所以很多時候她也搞不清楚自己真正想要什麼。

我對秀綿說這要慢慢來，不能急，再給自己多一點時間學習如何看到自己的需求，然後清楚說出來。

秀綿說成長過程中，也曾經試著對爸媽表達情緒，希望他們能聽聽她的意見，甚至還有過抗爭，結果爸媽一樣置之不理，對秀綿的情緒依然視而不見，讓她挫敗不已，所以自己好像永遠無法說想說的話、做想做的事、交想交的朋友、見識想見識的世界，有時候甚至連想要休息一下的自由都沒有。

我告訴秀綿，過去她不被允許有自己的想法，所以根本沒機會表達自己的需求，現在她已經長大了，可以練習好好表達自己的需求，至於爸媽聽不聽得進去或接不接受，那是他們的選擇。

我請秀綿跟著我對爸媽說：「親愛的爸爸、媽媽，謝謝你們生我、養我，但我已經長大，無法凡事聽命於你們，請尊重我的意願和選擇，我得學習為自己負責。」

接著我請秀綿對先生說：「老公，真的很抱歉，我很氣你，對你很失望，我把自己所有的不幸和無力都歸罪到你身上，期待你是我的救世主。其實你真的很棒，我知道你很願意支持我，真的非常關心我，但我得要重新和自己的心連結，才能知道我要的是什麼，我會慢慢學習怎麼表達，謝謝你。」

秀綿說完之後，本身壓抑緊張的能量總算鬆了不少。

能量運動4　氣血上升法——連結心和腦，舒緩焦慮

人一緊張焦慮，大腦就容易空掉，腦中會呈現一片空白，什麼都想不出來，這時可以練習讓氣血上升的能量運動，幫助氣血慢慢回到頭部。一旦察覺自己在擔心什麼，或是心思雜亂不安時，就可以做這個動作，無論是憂鬱或焦慮，這個能量運動都很有用。

有戴眼鏡的人，記得先把眼鏡取下，以免拇指卡到鏡框。

1 首先雙手拇指扣住食指（見下頁圖1①），放在眉毛、眼睛外側。

2 中指、無名指、小指微微靠攏，輕放在額頭上，置於眉毛、髮際之間（見下頁圖1②）。

3 或拇指直接放在眉毛、眼睛外側，其他四指輕放在額頭上（見下頁圖1③）。

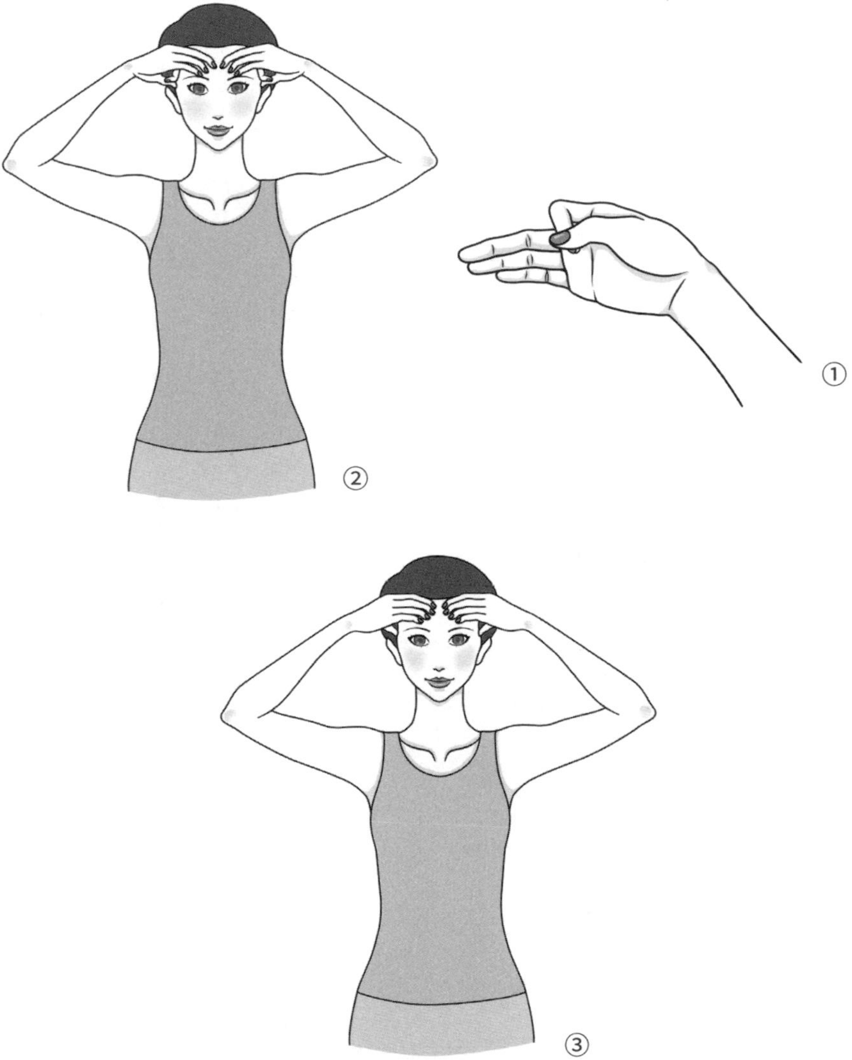

圖 1　氣血上升法

感覺看看哪個做法做起來比較舒服，就用那個。手指輕放，不要用力按壓，直到雙手可以感受到輕微的脈搏跳動。

持續這個動作，直到再想起原本讓我們感到焦慮的某一個畫面或某一件事時，不再感覺焦慮，而能平靜以對，這時就可以放下來。

有些人需要持續這個動作三到五分鐘才能把氣血提上去，不過也有些人很快就可以把氣血提上去，讓心和腦連結起來。

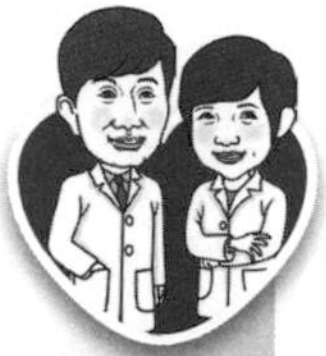

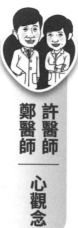

許醫師 鄭醫師 心觀念

- ♥子女不要總想著改變父母，也不要在父母之間選邊站，孩子應做的，是把父母的人生課題歸還給他們，讓父母自己處理和負責。
- ♥每個人最重要的責任，是為自己負責，讓自己好好活著。
- ♥練習具體表達自己的需求，看清自己的內在當下真正想要的是什麼，才能具體確實的陳述需求。

真實案例13 子宮內膜異位症及巧克力囊腫

把變化當成禮物

雨琦受子宮內膜異位症及巧克力囊腫的問題困擾多年，她的內在有很多傷心和生氣的能量，我問雨琦，哪一任伴侶讓她既傷心又生氣，她先是愣了一下，然後有點不確定的問我：「男友算是伴侶嗎？」

我告訴雨琦，在能量場上，無論是男女朋友或是夫妻都算伴侶，兩人之間未必要有法律上的婚姻關係。雨琦聽完後，就說應該是現任男友讓她很生氣，因為他永遠都有一大堆藉口。

雨琦的男友是南部人，工作和家人也都在南部，但雨琦卻是道地的台北人，當初兩人決定交往時，男友信誓旦旦承諾她，說一定會想辦法調到北部工作，這樣才能就近和雨琦相處交往。

不過在一起已經幾年了，男友還是繼續在南部工作生活，每次雨琦逼他兌現當年的承諾，要他盡快北遷，男友總是一臉為難再三推託，一下說請調到台北工作怕不適應，一下說父母年紀大了，北上以後就沒辦法在他們身邊隨時照應。

男友的所有考量聽在雨琦耳裡，統統都是藉口，她覺得對方很沒有誠意。

雨琦認為如果男友真的有心要到台北來一起生活，就算調到台北後不適應，大不了重新再找其他工作，說穿了就是他不願意。雨琦認為男友考慮這個、考慮那個，其實都只是不愛她的託辭，現在兩人就算難得見面，最後總會為了這件事情起衝突。

我問雨琦，既然雙方都希望一起生活，為什麼一定要男友調上來，她也可以南下去男友的家鄉工作和生活。

雨琦理直氣壯的說，自己很喜歡現在的工作不想離職，再加上媽媽過世之後，家裡只剩下她和爸爸，不能讓爸爸一個人生活，更何況當初男友答應一定會搬上來，怎麼可以說話不算話，出爾反爾。

我告訴雨琦，男友有他的難處，要不要調到台北來，需要顧慮的事情確實很多，但他當初的承諾也是真的，在決定要不要北上時，他的考量和雨琦的考量一樣很重要，為什麼雨琦可以有自己的需求，男友卻不可以有這些考量呢？

不是「他的問題」，而是「我們的問題」

雨琦的男友當初確實給出了承諾，但就好像所有人結婚時都會許下一生相守的承諾，到後來卻有那麼多人因為各種情況而無法守住承諾到最後，要不然怎麼會有那麼多夫妻離婚呢？

人和人的承諾真的就是此一時、彼一時，諾言其實並不可靠，當下聽聽彼此開心就好了，因為人心善變，實在不需要太認真。

男友自知理虧，曾經多次耐著性子試圖向雨琦解釋，但無論怎麼好說歹說，雨琦完全聽不進去，這讓男友也忍不住動氣，覺得她實在不可理喻，只有她的標準才是標準，根本不尊重別人也有苦衷和難處，認為雨琦太過霸道，只會要求別人按照她的意思去做。

交往過程中，兩人為此吵了不知多少次，雨琦甚至氣得連「分手」都說出口，強調大不了她再去交別的男友，兩人分手的話，男友可以不用煩惱北上的事，她也可以不用離開家。

但男友知道雨琦說的是氣話，堅持不肯分手，只是一再重申彼此都需要好好想一想，一定有解決的方法。

雨琦真的很火大，覺得男友如果連自己許的承諾都做不到，怎麼讓人相信他，而缺乏互信基礎的兩個人，還有必要繼續交往下去嗎？其實，雨琦也擔心如果真的分手了，自己說不定會後悔，所以才這麼僵持下去，說到底她還是希望男友有一天會突然想通，守信用的兌現承諾。

我對雨琦說，如果伴侶有困難，應該是兩個人一起克服，而不是把問題丟給對方，叫他自己想辦法解決。

雨琦可以幫男友留意有沒有適合他的工作機會，或是幫忙與男友的家人溝通，又或者雙方各退一步，找出折衷之道，也許兩人一起移居新竹或台中，對彼此來說，都不至於離原生家庭那麼遠。

總之，有很多可能的處理方法，如果雨琦真心愛男友，一定希望能幫他分憂解勞，不會任由他一個人苦惱，不該認為這是「他的問題」，而會認定這是「我們的問題」，兩個人一起去找出解決問題的方法。

聽到這裡，原本咄咄逼人的雨琦，終於收斂起得理不饒人的口吻，低聲的說：

「是啊，這不是『他的問題』，這是『我們的問題』。」

我告訴雨琦，是啊，這樣才是愛啊！如果一直堅持這是男友的承諾，要他無論如何都要兌現，克服萬難盡快搬上來，不然就指責他說話不算話，都只是給男友莫大的壓力，甚至會讓他對這段感情充滿不確定。畢竟要考慮這段關係能不能繼續下去的人，不會只有雨琦，男友也一樣要慎重思考。

如果伴侶只考慮自己的立場，沒有站在對方的處境為其著想，這樣的感情能否長久，確實讓人懷疑。這下雨琦面有愧色，低頭不語。

我請雨琦告訴男友：「我以前的確只想到自己的問題，對不起，我願意協助你一起去面對我們的問題。」說完後雨琦問我，雖然她願意退一步，但以後要怎麼信任男友呢？如果伴侶之間沒有信任，這段關係還值得繼續嗎？

我對雨琦說，感情除了信任，還要互相體諒，男友很努力想要兌現承諾，只是他也有難處和考量。

其實人和人之間的承諾，當下聽聽就好，世間所有因緣和情感都不斷在變化，並沒有真正永恆不變的「信任」或「承諾」。我們與他人的情感不可預期，因為人類的情感一直在變動，從來就不是一成不變。

如果想找到一個完美的伴侶結婚，或許在踏入禮堂的當下，伴侶還算符合我們心目中的完美定義，但是很抱歉，人不可能一成不變，一旦完美的定義變了，或是雙方都有了變化，原本看似完美的伴侶，也可能突然變得不及格。

就像是年輕美麗的容顏，或是健康靈活的身體，隨著年歲增長，都會發生改變。除了外貌，人的喜好、思想、經驗等，也都一直在變化。

情緒勒索並不是愛

雨琦對完美的執著，可能跟原生家庭有關，我問她和父母相處的狀況，以及有沒有其他手足。雨琦說和父母的關係很不錯，尤其媽媽更是雨琦最要好的朋友，但是她幾年前突然過世，讓雨琦非常傷心，覺得生命因此空了一大塊。

我請雨琦跟著我對媽媽說：「親愛的媽媽，謝謝妳生我、養我和陪伴我，妳走了我非常難過，一部分的我也想跟著走。但我的心永遠記得妳，也會和妳有連結，我會好好的活著，我也是妳生命的延續，請媽媽祝福我。」

雨琦說自己有一個弟弟在花蓮工作，久久才回家一趟，因此媽媽過世後，家裡就只有雨琦和爸爸兩個人，她覺得自己責無旁貸，必須照顧爸爸。雨琦承認照顧爸爸其實很累，也因此讓她格外想念媽媽。

雨琦的父親其實還很年輕，並不需要她在身邊照顧，能量場上也看到雨琦爸爸覺得自己和女兒好像總是隔著一道隱形的牆。

我對雨琦說，爸爸還很年輕，如今五、六十歲的這一代人，基本上不會想依靠子女，反而希望孩子有自己的生活，可以獨立自主。能量場上也看到，雨琦和爸爸並沒有非常親近，雖然她說要照顧爸爸，但之所以堅持留在爸爸身邊，只是害怕再失去另一個親人。

雨琦也承認和爸爸並不親近，但她堅持無論如何都要與爸爸同住的原因，是害怕一旦搬出去，就會有其他女人來接近爸爸。

雨琦不願意爸爸和其他女性交往，每次想到媽媽跟著爸爸辛苦一輩子，好不容易要開始享清福，就生病走了，雨琦非常心疼。她說什麼也要幫媽媽守好爸爸，防止有奇怪的女人對爸爸獻殷勤，不能讓他被搶走，更不允許有人篡奪媽媽的位置。

我告訴雨琦，媽媽和爸爸的緣分就是到此為止，但不會有人可以篡奪媽媽的位置，即使有其他女性和爸爸在一起，也不會變成雨琦的媽媽，但是爸爸可能會有新的緣分，就像她如果和現任男友分手，未來也可能會有新緣分。

但雨琦嚴正拒絕接受這樣的事情發生，誓言不讓別的女人進家門，雨琦說只要有人敢進來，一定會把她轟出去，絕對不會讓對方好過。

雨琦的做法顯示她在家裡站錯了位置，因為從小受寵，她忘記自己的角色是孩子，反倒像家長一樣想要主導家裡的一切，控制爸媽。

我告訴雨琦，她是一個被寵壞又角色錯置的小孩，她必須尊重爸媽之間的因緣，雨琦不可能嫁給爸爸，所以不可能扮演爸爸伴侶的角色，更何況雨琦也無法獨自照顧父親，如果她堅持一手攬下照顧爸爸的責任，不但會得不到她要的愛情，也得不到她想要的自由。

雨琦打著照顧爸爸的口號，卻是在幫媽媽監視爸爸，這種所謂的「照顧」，對爸爸一點意義都沒有。

雨琦必須尊重父親有自己的因緣，也要看到爸媽的緣分已經結束，媽媽不可能回來照顧爸爸，但她永遠是雨琦的媽媽，爸爸日後再交往的任何女性，都不會是雨琦的媽媽，她和媽媽的關係是不會變的。

同樣的，雨琦也必須認知到，爸爸即使有了其他伴侶，也永遠是她的爸爸。雖然爸爸和雨琦沒有那麼親近，卻很照顧她且在乎她的感受，但她不能以此對父親情緒勒索，因為這不是愛。

雨琦必須學習怎麼去愛，明白愛不是控制，也不是占有，如果雨琦真的愛爸爸，就會希望他幸福。

我請雨琦對爸媽說：「親愛的爸爸、媽媽，你們兩個人的問題我無法處理，這是你們之間的緣分。」

接著再請雨琦對爸爸說：「爸爸，我很害怕失去你，也很害怕你讓別的女人進來這個家，但是家本來就是變動的，家的定義會隨著因緣不同而跟著改變，以後我或弟弟有了孩子，家族會因為添了新成員而有變化，就好像媽媽的離開，也是我們家族的一個動態。如果爸爸有更好的因緣、有可以照顧你的人，我會學習祝福你，就像我也希望有個可以愛我和照顧我的人。」

學著歡迎變化

雨琦之所以有那麼多堅持，是因為她內心一直很想抓住什麼，卻找不到真正想要的東西，無論抓著爸爸或媽媽，都只是隔靴搔癢，都不是雨琦真心想做的事。她的內在有一個沉重的框架，把自己鎖得很緊，認為凡事都一定有不可改變的定義，所以非常抗拒外在的一切變化。

為了減少不安的感覺，雨琦的生命一直打安全牌，結果就是每當別人無法實現承諾時，她就抓狂暴走，因為她不容許生命有變化。問題是這個世界就是一直在變，包括雨琦自己，無論身體或心理，一年前的雨琦和現在的她就有了很多不一樣，而且還會繼續有更多的不一樣。

我請雨琦說出「我不喜歡變化」，然後問她在說這句話時，身體有什麼感覺？雨琦說感覺自己好像武裝起來，身體變得僵硬，也感到有些害怕。

我再請她說出「我可以學著歡迎變化」，雨琦說講了這句話之後，覺得自己好像比較放鬆了。

我告訴雨琦，世界本來就有很多變化，不然怎麼會有所謂的驚喜，一成不變的世界絕對不會好玩，如果每天都一模一樣，那我們活一天就好了，何必要活那麼多天。我們要讓自己學著歡迎變化，因為有變化，生命才會出現新朋友、發展新戀情、看到新契機，甚至有機會去試試從來沒嚐過的新奇食物。

雖然未知的變化讓人感到不安，但常常在不安後面，會有精采美好的事情等著我們。就好像收到禮物，在拆開之前我們並不知道裡面是什麼，何不把每個變化都當成一份禮物，在變化出現之際，就告訴自己：「拆禮物的時間到了。」

聽完這些話，雨琦雖然比較沒那麼焦慮，但她自己也知道，現階段她還只是用頭腦去消化，心還沒有全然明白。人的習性本來就不容易改，我也提醒雨琦，要學習用心去看到男友，而不是想控制他，沒有任何人會願意被塑造成別人想要的模樣。

過去雨琦都是用頭腦在控制，要求每個人按照她的方式，達成她的期待和要求，把身邊的人塑造成自己想要的樣子，這並不是愛。雨琦得要用心去看到男友，才會知道他本有的樣子，進而能夠支持男友做他自己。

我請雨琦對男友說：「謝謝我們曾經有過的愛，但是或許我們之間需要有些變化，我要切斷我們之間過去的連結，如果有緣，我們可以重新開始一段新的關係，不是彼此控制，而是彼此支持，帶著愛去支持對方。」

當雨琦真的這麼講時，能量場上男友也變得比較有動力，可以專注看著她了。

子宮的能量主導者是腎經、膀胱經，當一個人帶著很多恐懼不安時，這些器官的能量就會卡住無法流動。

每次在診間遇到像雨琦這樣一板一眼的患者，我常常會請他們從服裝、髮型、食物等生活細節開始做出改變，用不同的髮型、服裝試著去突破既有常規，讓自己每天都做出一點變化，換個髮型、換一付眼鏡、每天下班走一條不同的路回家、嘗試不同的食物，看看會有什麼新發現。

學習去迎接生命的變化，進而習慣生命的變化。

人一旦抗拒改變，生命就容易充滿恐懼和憤怒，這也是為什麼雨琦的子宮很無力，既然抗拒不了，不妨試著擁抱變化，世界不可能一成不變，新的因緣一直來，新的念頭不斷出現，一直在創造新的能量。

所以要常常對自己說：「來吧！不管是什麼都歡迎！反正人最後都會死，乖乖聽話也會死，開心玩樂也會死，既然我們好不容易都來到地球了，就要好好的玩，才不枉走這一趟！」

容易緊張的人，大多是因為想要掌控自己的世界，但世界的運行無常，我們往往無法掌控，從身體的老化、他人的情緒或想法，到天災人禍的發生等，都不是任何人可以控制或阻止的。

心能量練習 4　放掉掌控的欲念——歡迎變化，創造新能量

- 試著握緊拳頭，去感受當我們想要掌控一切時，身體和呼吸的狀態：肩頸很緊繃，胸口有點悶，有種吸不到氣的感覺。
- 接著張開雙手，放掉想要掌控的欲念，對自己、對我們的生命說：「來吧，歡迎！這樣也好！那樣也可以！怎麼樣變化我都歡迎和接受！」這時身體會變得比較輕鬆，肩頸會鬆開，呼吸也跟著順暢多了。

常常練習打開拳頭，對我們的生命說：「來吧！歡迎！」放掉想要控制的一切，畢竟世間很多事並非我們所能控制。

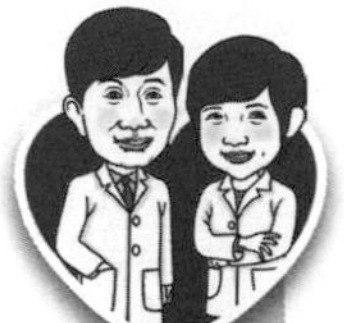

許醫師 鄭醫師 心觀念

♥世間所有因緣和情感都不斷的在變化，諾言其實並不可靠，人和人的承諾此一時，彼一時，實在不需要太認真。

♥伴侶有困難時，不該認為這是「他的問題」，任由對方獨自苦惱。相愛的伴侶會一起面對和尋找解決問題的方法。

♥世間萬事萬物都隨時在變，把每個變化當成禮物，當變化出現時，不妨告訴自己：「拆禮物的時間到了。」

請掃描 QR Code，觀看「放掉掌控的欲念」心能量練習示範影片。
https://qrcode.cwgv.com.tw/bgh2106

真實案例14 卵巢水瘤

把不幸的過往當成未來的養分

甘清幾年前發現乳房長了纖維瘤，最近又發現卵巢長水瘤。從能量場上看到她的內在有很多傷心和生氣的能量，背後累積的情緒都跟伴侶有關。

甘清已經離婚二十多年，離婚後雖然也和幾個男性交往過，但沒有人像前夫對她那樣全心全意又無微不至，所以一直沒遇到讓她想要共度一生的對象。

我問甘清和前夫之間發生了什麼事，既然前夫對她那麼好，為什麼會分手。甘清哭喪著臉說，前夫原本是全世界對她最好的人，哪裡想到居然會外遇，而且還主動要求離婚，拜託甘清放他自由。分手時前夫更像是變了一個人，不但指責她根本就是一個被慣壞的孩子，還在取得女兒監護權後把她帶走，拒絕讓甘清探視女兒。

甘清哭著說她活得好累，整個人都沒有什麼動力，好希望有人愛她，卻一直都沒有。接著話鋒一轉，氣急敗壞的說當初和前夫結婚時才不過二十歲，懵懂無知又天真，根本是一張白紙，要不是前夫對她呵護備至，她才不會那麼早就被騙進婚姻裡。前夫明明說好要照顧她一輩子，怎麼可以不守承諾，出軌外遇也就算了，還堅持要離婚，無情的丟下甘清，更把唯一的孩子帶走，讓她離婚後孑然一身，至今和女兒的關係很疏離。

我對甘清說，二十歲已經不算是天真的年紀了，以前的人十六歲就可以結婚，二十歲時大腦都已經大致成熟，是可以完全為自己負責任的成年人，所以不能說是前夫騙她，何況從能量場上看到，至今前夫還是很關心甘清，的確是真心愛過她。

我問甘清：「前夫的外遇確實讓妳十分生氣傷心，但當年你們在一起時，妳有好好愛過前夫嗎？」

「沒有，我當初嫁給前夫並不是真的愛他，而是因為他可以保護我。」甘清講得理直氣壯。

錯把伴侶當成父親

當年前夫對甘清真的是疼愛有加，對她而言，前夫與其說是伴侶，更像是一個父親，他的包容和關愛，讓從小在單親家庭長大渴望父愛的甘清，第一次覺得自己也是一個有爸爸疼的孩子。

我告訴甘清，沒有一個男人可以長久忍受伴侶把自己當成爸爸，更何況她在婚姻關係中既沒有好好看到前夫，也不是真的愛他，這樣的親密關係很難長久，畢竟前夫也會想有一個愛他和在乎他的伴侶。

我請甘清跟著我對前夫說：「謝謝你給我那麼多的愛和照顧，讓我第一次體會到有親人的感覺，我後來遇到的男人沒有一個比你對我更好。你是我心目中渴望得到的爸爸，謝謝你。」

甘清說完，馬上忿忿不平的說，雖然前夫當年對她非常好，但後來怎麼可以愛上別人？愛上別人就算了，怎麼可以不讓她探視女兒，這真的讓她無法原諒。

我告訴甘清，她的前夫是個暖男，對人溫柔體貼、細心周到，這樣的男人自然會有很多女人喜歡，再加上甘清並不是真的愛前夫，她的心從來就不在前夫身上，這對深愛甘清的前夫來說，無疑是極大的傷害，所以後來前夫會愛上一個可以給他愛和在乎他的人，還堅持要結束與甘清的婚姻，也是無可厚非，畢竟每個人都會想要被愛和被關懷。

甘清這時低下了頭，第一次覺得自己很對不起前夫，她對前夫說：「我的心從來沒有在你身上，真的很對不起，我只是想要一個溫暖的爸爸，所以我覺得你對我好是應該的。」

儘管如此，甘清依然十分介意離婚後前夫不讓她和孩子往來，責怪前夫當年把女兒送去寄宿學校，讓她小小年紀就要離開父母的保護去過團體生活，甘清認為前夫根本沒有盡到做父親的責任，算不上好爸爸。

我告訴甘清，前夫把女兒送去寄宿學校，可能是希望她可以學習獨立，很多父母也是從小就把小孩送出國，這和是不是好父母沒有絕對關係。反而是甘清一直在女兒面前責怪前夫，才會讓女兒很為難。能量場上看得到女兒對爸爸、媽媽都一樣有愛，但是當甘清接近女兒的時候，女兒就會顯得很有壓力，因為她可以感覺到媽媽期待她要選邊站。

甘清承認自己的確是很想把女兒拉過來，所以她和女兒互動的機會雖然很少，但每次只要見到女兒，就一定會不斷數落前夫的萬般不是。

我問甘清：「妳抱怨前夫不是好爸爸，那麼，妳覺得自己是好媽媽嗎？」甘清一臉愁苦的說為了不影響女兒的心情，所以一直逼自己忍耐，直到女兒考上大學才敢和她聯絡，現在女兒都已經三十幾歲了，但二十幾年來，母女倆居然只見過四次面。

我告訴甘清：「妳女兒現在已經是三十幾歲的成年人了，早就不是爸爸不同意她見妳，就會乖乖聽話不找妳的年紀。如果她想看媽媽，自然會想辦法和妳聯絡，絕對不是爸爸想阻止就可以阻止。女兒要不要和妳見面早就不是爸爸可以控制，所以她沒有和妳聯絡，應該是自己的決定。如果希望女兒願意靠近妳，那麼就要真的放下對前夫的怨恨。」

「所以我不應該再打擾她嗎？我怎麼能放得下女兒，如果連女兒都放掉，我不就什麼都沒有了嗎？我真的很捨不得啊！」甘清的表情既苦澀又悲傷。

放下執著，擁抱更開闊的世界

甘清的女兒其實很懂事，是一個很棒又很理智的孩子，她知道爸媽都很愛她，所以不想介入他們之間的問題。大人的事本來就是他們自己的責任，父母不應該逼孩子在他們之間選邊站。雖然女兒不介意和媽媽連結，但甘清握得太緊，每次好不容易見到面，又總是一股腦的把情緒垃圾倒給女兒，女兒當然就會想要保持距離，不願意靠近媽媽。

我對甘清說：「要不要試著把害怕放手可能會失去的心情，坦誠告訴女兒？要是妳願意放下對女兒的執著，反而可以有更開闊的世界。只要妳這個當媽媽的願意放手，不再繼續抓著她不放，女兒就會感到比較輕鬆，加上沒有必須在爸媽之間選邊站的壓力，自然會比較願意和妳親近。如果妳老是在女兒面前抱怨她爸爸，只會讓她更不想靠近。」

甘清聽完點了點頭，似乎比較理解女兒的心情。

我請甘清對女兒說：「媽媽很想妳，但我傷害了妳，對不起，我不是故意的，就像我的父母也不是故意要傷害我。我向妳倒了很多垃圾，講了很多妳爸爸的壞話，事實上他是一個好人，他對我很好、非常好，只可惜我一直沒有看到，妳的爸爸是一個很好的人，是一個好爸爸。妳可以愛他和尊重他，不需要選邊站。」

帶著愛、出自真心的表達，才有正向影響力

甘清之所以會把前夫當成爸爸，和原生家庭的狀況有關。甘清的爸爸是一個不負責任的男人，和甘清的媽媽外遇後生下她，卻沒有擔起先生和父親應有的責任，所以媽媽被迫一肩扛起照顧和教養甘清的任務。

加上那個年代，未婚生子的女性幾乎無法見容於社會，經常被親戚朋友、左鄰右舍指指點點，想必吃了很多苦、受了很多委屈，卻有苦無處發，所以只好把氣都發在甘清身上。

從小甘清就是媽媽的受氣包，是媽媽唯一的情緒出口，所以她的童年很不快樂，長大後也和媽媽不親。甘清說媽媽一輩子都很怨恨爸爸，只要講到他，就是怒氣沖沖、滿腔怨恨，從來沒有一句好話。

我請甘清對媽媽說：「媽媽，我知道妳很生氣，我也很生氣。」

沒想到甘清說完這句話，繼續自顧自的說：「媽媽，他不想負責任就算了吧，反正妳都這麼大年紀了……」

甘清還想再說下去，我趕忙阻止她，我對甘清說：「妳說這些話的時候，並沒有

帶著愛。我們說出口的話是有能量的，只有當我們帶著愛，而且出自真心的表達，才會有正向影響力。所以，光帶著愛還不夠，如果不是出自真心，話語也不會有動力，只有帶著愛和發自真心的話語，才會發揮正向力量來影響自己和他人。」

甘清聽了不置可否，神情無奈的說：「媽媽，無論妳以前對我做過什麼樣的事情，我們就都算了……」

我只好請甘清停一停，讓她試著去體驗並且理解媽媽當年的辛苦，當年那樣的社會環境，對未婚生子的女性極度不友善，即使如此，媽媽還是咬牙生下甘清，既沒有拋棄她，也讓她活下來，還親自養育她，讓她順利長大成人，個中辛苦絕不是外人可以想像的。

接下來我請甘清跟著我對媽媽說：「媽媽，我很氣妳，我和妳一樣很生氣，因為我常常是妳的情緒出口，就像我的女兒也常是我的情緒出口。」

聽到最後一句話，甘清立刻表示不認同，她說自己和媽媽不一樣，她從來沒有把女兒當成情緒出口，沒有因為和先生的問題而傷害了女兒。於是我們試著回到甘清女兒五歲的時候，從能量場上看到當時甘清與前夫的關係很不錯，但年僅五歲的女兒卻和爸爸比較親近，反而無法靠近媽媽。

我問甘清，她是不是覺得女兒好像小三一樣，介入了自己和老公的關係呢？聽我這麼問，甘清顯得很驚訝，她承認一直以來，自己和女兒之間確實有著一種微妙的競爭關係。

放下怨懟、撕去標籤

能量場上看到女兒和甘清的互動，如實反映了前面甘清提及自己把前夫當爸爸的心情，所以對前夫而言，自己就像是有兩個女兒。也因為甘清的內心沒有把自己當成媽媽，她和女兒的關係自然很難親近，雖然甘清不像自己的媽媽一樣對孩子施加情緒暴力，但並不是用「母親」的角色和女兒相處。

我對甘清說：「每一個媽媽都盡力了，妳不是故意和女兒搶爸爸，但是妳也沒有成為女兒理想中的母親，就像妳的母親把妳當成情緒出口，不過她也不是故意這樣子對待妳。」

接著，我請甘清對媽媽說：「媽媽，我相信妳沒有準備好要生下我，就像我也沒有準備好就生下我的孩子一樣。我們都不是完美的媽媽，但我們都盡力了，我會原諒自己，也會學習放下對妳的怨懟，因為我知道我們都是盡力的好媽媽。」

甘清說，媽媽曾經不只一次告訴她，當年會成為小三並且未婚生子，只是為了證明自己有和男人在一起的手段。

媽媽的這種心態讓甘清覺得很不堪，認定自己是一個不堪的產物、是一個不堪的結果，所以只配有一個不堪的人生，直到遇見前夫，才覺得自己終於沒有那麼不堪了。說完甘清忍不住傷心的哭了起來。

我請甘清對媽媽說：「媽媽，妳不懂得愛自己，也不懂得如何愛我，但我已經長大了，愛自己是我的功課。我會把屬於妳的錯誤責任歸還給妳，讓妳自己負責，我也會負起自己的責任。」甘清邊說邊哭，好像剛剛忽然想起一件很久很久以前的傷心事，以為早已經釋懷了，但原來只是假裝遺忘。

我對甘清說要允許自己的傷心流動，讓這麼多年壓抑的情緒流露出來，但不需要給自己的過去貼上「不堪」的標籤，她只是有過一段很具挑戰性的過去，即使如此，她還是勇敢活下來，這是一件很不容易也很值得被尊重的事。

華人文化裡的女性，無論身為媽媽、做為女兒、為人媳婦，甚至成為小三，各種社會框架下的女性角色，往往都十分具有挑戰性。

甘清的媽媽耗了一輩子去愛一個人，但是卻得不到應有的回饋，原本期望生下女兒後或許有機會可以扶正，但她終究還是失望了。所以很多時候她把甘清當成對人生失望的出氣筒，而她所做的這些終將得為自己負起責任。

同樣的，甘清帶著想被疼愛的期待，以找爸爸的心情嫁給了前夫，但是在生下女兒後，卻上演和女兒搶奪爸爸的情節，甘清角色混淆，沒有站在媽媽的位置對待女兒，這也是為什麼甘清的前夫堅持離婚後要讓孩子跟著他，雖然他自始至終都愛著甘清，但他必須先照顧好女兒。

我請甘清告訴前夫：「你是我生命中非常重要的人，也是我孩子的父親，謝謝你一直都很愛我，也很愛我們的孩子，我會把你的愛放在我心裡。」也請她對前夫現在的伴侶說：「妳才是用心看到他、也懂得善待他的女人。」然後再對兩個人一起說：「我會祝福你們，希望你們可以在一起快樂生活，也請你們祝福我。謝謝你們，我會好好活著。」

先處理內在創傷，再談愛

相愛很容易，相處很困難，即使出現一個對我們非常好的人，如果不懂得相愛和相處，再好的人也很難長久維持關係，很可能還會產生埋怨，甚至會有恨。

建議大家仔細閱讀探討「非暴力溝通」概念的書籍，也可以閱讀許瑞云醫師著作《是愛不是礙，是伴不是絆》，學習怎麼讓自己增加愛的能量、化解衝突。此外，可以閱讀提及「冰山理論」的《薩提爾的對話練習》以及探討親密關係的《薩提爾的親密修復練習》兩本書，幫助自己學著探索自我內在，處理過去烙下的創傷。

至於有關經歷家暴或劈腿的創傷，可以運用許瑞云醫師在著作《走出傷痛，破繭重生》分享的方法，幫助自己清理過去的創傷。

很多人不自覺的把原生家庭的創傷帶到親密關係中，如果沒有處理好這些創傷，就容易在關係中感到不安。

每個人都渴望愛與被愛，但在愛與被愛的過程，必須先處理自我內在創傷，不然很容易舊傷未好、新傷又起，讓自己在生命的困境中擺盪。

每個人生命旅程前二十年的記憶，深刻影響成年後對外界人事物的反應，其中影響最大的是與父母相處的各種學習、體驗及感受所留下的記憶，日後與伴侶之間的互動、相處，無論是顯意識或潛意識層面，都會受到這些記憶影響。

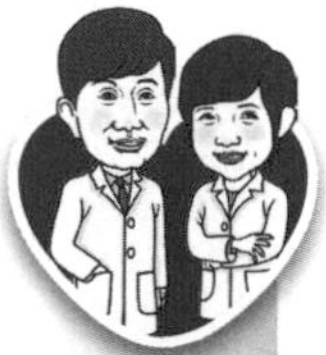

許醫師 鄭醫師｜心觀念

- 說出口的話帶有能量，但只有帶著愛且真心的表達，才會有正向的影響力。
- 允許自己的傷心能量流動，靜靜的陪伴自己即可，不需要給自己貼標籤或沉溺在過去的故事裡。
- 在愛與被愛的過程，必須先處理自我內在創傷，否則很難有良好的親密關係。

9 惡性腫瘤

乳癌

女性乳癌好發於四十五到六十五歲之間，常見特徵是可以觸摸到無痛性的乳房腫塊，腫塊會日漸變大並伴隨腫塊周圍的乳房結構變化，包括乳房外型改變、乳房皮膚橘皮化、乳頭凹陷或有異常分泌物，抑或是腋下淋巴腺腫大等症狀。

乳房卡住的能量源頭經常與親密伴侶有關，壓抑下來的情緒大多帶著深深的悲傷內疚，或是強烈的憤怒怨恨。

很多乳癌患者都有過被伴侶背叛或受到他人惡劣對待的經驗，致使產生極大的怨念；少數人則是因為過度擔憂他人。有些乳癌末期患者，甚至潛意識裡會出現強烈死亡動力，覺得活著好累、無以為繼。

子宮頸癌

子宮頸癌曾是台灣女性癌症發生率第一名，常見於三十五到四十五歲、正值生育年齡的女性。

部分醫學研究顯示，子宮頸癌與人類乳突病毒感染有關係，而檢驗子宮頸癌的子宮頸抹片，是收集子宮頸上皮組織，透過顯微鏡檢視該組織細胞是否異常。

子宮頸位於子宮連接陰道的部位，這裡正是和伴侶發生性行為時的能量連結位置，臨床上看到多數子宮頸癌患者，都因為伴侶劈腿或親密關係出了問題，而累積大量憤怒、怨恨的強烈情緒能量。

子宮內膜癌

子宮內膜癌多數發生在五十歲之後，由於女性從初經來潮，一直到更年期停經，平均約有三十年的時間具備生育力，期間每個月經週期排卵前，子宮內膜都會在雌激素的作用下增生，以建立適合受精卵著床的環境，長年反覆的子宮內膜增生過程，如果受到其他危險因素影響或干擾，就可能引發子宮內膜癌。

子宮內膜癌的危險因素包括肥胖、長期服用雌激素或是治療乳癌的藥物「泰莫西芬」（Tamoxifen）等，婦女在停經前後如果經常發現陰道有不規則出血或分泌物，又或是下腹常感不適，最好到醫療院所，接受婦科醫師檢查與評估。

子宮內膜癌發生的位置，經常可以看到許多緊繃、沉重的情緒能量被卡住無法流動。臨床上有不少個案都帶著對父母無法消弭的怒氣、委屈與悲傷情緒，同時還伴隨著強烈的自我批判，使得生命動力驟失。

卵巢癌

卵巢癌好發於更年期後二十年內的熟年女性，由於卵巢位在腹部空腔內，腫瘤生長不易發現，所以經常一確診，腫瘤已經超過十公分，甚至壓迫到周圍器官，這也是卵巢癌雖然不是台灣婦科癌症確診第一名，卻是婦科癌症死亡率第一名的原因之一。

卵巢長年在荷爾蒙作用下，會使得卵巢細胞持續累積損傷，加上更年期前後的婦女，生活經常會有較大的變化或轉折，所以容易引發較多情緒，如果總是壓抑情緒，細胞就會需要更頻繁的分裂與增生，以承擔強大的情緒能量，而這些情緒能量都可能成為卵巢癌的催化劑。

卵巢癌所卡住的能量，除了與伴侶、母親之間的關係課題有關，患者經常有自我要求嚴格、老是委屈自己的個性。

癌細胞其實原本也是人體的正常細胞，只是受到能量動力影響產生質變，才會異常複製、增生。如果太多情緒長期堵塞，會嚴重減損人體自我修復的能力，一旦細胞的損傷速度高於身體的自我修復效率，腫瘤就會愈來愈大。

能量場上往往可以看到，腫瘤是為了幫患者承擔自身的強烈情緒能量才會出現，一旦患者卡住的情緒能夠釋放，糾結的念頭得以轉動，腫瘤的能量就會漸漸遠離，因為患者擺脫內心糾結的同時，就不再需要腫瘤來承擔強烈的情緒能量。

因此必須讓壓抑的情緒得到釋放，只要能夠解開導致細胞質變的背後動力，癌症是有機會逆轉甚至痊癒的。

真實案例15 乳癌

愛需要尊重，不需要內疚

維媛因為乳癌來求診，從能量場上看到她整個人都空掉了，不但顯得很無力，甚至想著要去找已經過世的爸媽。

癌症患者中，有不少是因為親人離世的悲傷無法排解，導致內在產生想要跟著一起走的念頭，維媛就是典型的例子。

維媛和爸媽的感情非常好，彼此的能量連結很深，爸媽雖然已經過世好幾年，但維媛一想到還是難過不已。這些年來，維媛依然非常想念爸媽，只要提到他們，她就恨不得自己趕快死掉，可以早點和天上的爸媽團聚，從能量場上看到，維媛確實有不想活的動力。

身體一定會有衰老死亡的過程，但我們存在的能量並不會隨著生命結束而消失，因此即使是已經過世的人，其能量依然存在。

能量動力場上，我們看到維媛的爸媽一直很擔心她，對於女兒想跟著他們走而揪心不已，他們很希望維媛能夠好好活下去。

當維媛知道爸媽是這麼擔心她，忍不住難過的哭了起來。

雖然關係太糟常會帶來問題，但有時候關係太好也會產生意想不到的難題。像維媛和爸媽的關係這麼好、這麼親密，反而讓她在爸媽離世後頓失生命動力，但每個人有自己的人生時程，維媛爸媽離開的時間到了，但她的時間還沒到，她的命運是得繼續活著。

我請維媛跟著我一起對爸媽說：「謝謝爸爸、媽媽生我、養我，也謝謝你們這麼愛我，我真的捨不得你們，一部分的我很想要跟你們走，但我的時間還沒到，我會好好過完我的時間，這是我可以回饋給你們最好的禮物，因為爸媽也會希望我能好好的活著，請你們祝福我。」

所有關係都不斷流動，並非永恆不變

除了對爸媽的掛念，能量動力場上還發現，維媛和伴侶的關係也一樣無力。

幾年前，維媛的前夫外遇，最終兩人結束婚姻關係，離婚後她一個人工作生活，日子過得也算安穩。

這兩年，維媛交了一個男友，彼此的價值觀相近，也有很多共同話題，問題在於對方有家室，這讓她內心飽受煎熬，維媛從來沒想過，自己居然會成為介入他人婚姻的第三者。

一想到當年因為前夫外遇所受的苦，維媛就對自己破壞他人婚姻的行為深惡痛絕，雖然她無心傷害任何人，但和男友之間確實是心靈相通。可是每次兩個人在一起時，維媛一方面開心喜悅，另一方面又不免帶著強烈的愧疚和罪惡感，讓她覺得自己是個很糟糕的人。

能量動力場上，我們看到維媛帶著一股很想離開的動力，這也使得男友難以靠近她，雖然他還在原本的婚姻關係裡，眼中卻只注視著維媛，根本看不到自己的太太。男友的太太知道先生有外遇，雖然對此很憤怒，卻沒有放手的打算，所以三個人就只能卡在這樣的僵局裡，每個人都動彈不得。

維媛說她很在意男友，很想得到他的支持，但又好像不該給他太多壓力，不能要求男友離婚。她其實也想過離開對方，只是維媛雖然這麼講，不過能量場上看到她並沒有真的想離開。維媛嘴上說不是非得和男友在一起，但內心其實覺得如果對方真的走了，自己現在生命唯一的寄託也就跟著沒了，那麼自己不就只能隨波逐流、無所依靠了嗎？

能量場上維媛和男友的確彼此欣賞、真心相愛，但男友對太太確實承諾在先，而且也還無法做出放手的決定，所以我請維媛對男友的太太說：「對不起，我介入了你們的關係，妳是先來的，我是後到的，真的很抱歉。」接著，我再請維媛對男友說：「謝謝你給我的關心和愛，也謝謝你給我能夠給予的支持。」

我告訴維媛，緣分就是這樣，關係從來不是永恆不變，有時候會從愛變成不愛，也可能由愛生怨，又或者從怨生愛，又再變成不愛。妳因為前夫外遇而受傷，但如果能理解所有關係都不斷在流動，就應該明白情感關係的發生和結束，往往不是帶著故意要傷害彼此的意圖，也很難強行控制。

沒有受過長期禪修訓練的心，往往覺察力較差，自我控制能力更差，所以經常要等到墜入情網、深陷其中才有所覺察，這時就得面對內在衝突和抉擇的困難。

我請維媛對前夫說：「謝謝你曾經愛過我和照顧我，但是你的出軌行為讓我難過傷心，也非常生氣。現在我把你出軌的責任還給你，讓你為自己的行為負責。其實我知道你的外遇對象比我還能看到你，甚至比我還愛你，就像我對現在的男友一樣。

「我終於知道被愛是什麼感覺，被吸引又是什麼感覺，我能夠體會到你當時的心情，我知道你其實不是故意傷害我，就像我也不是故意要去傷害另一個女人。我選擇原諒你，也原諒自己，我祝福你，也請你祝福我，謝謝你。」

能量場上我們看到維媛的男友至今還不知道該怎麼選擇，唯一確定的是他沒辦法離開維媛，所以我問她想怎麼做？我要她聆聽自己內心的聲音，不要讓大腦發聲，因為大腦講的話經常是在自我欺騙。

維媛想了想，面有難色的說出還是想和男友在一起，不願意離開對方。

愛情三元理論——親密、激情與承諾

人和人的相遇，有時候就像是購物，買到一個適合的，但用久了會有變化，也可能日後又會看到另一個更好的選擇，這時候該怎麼辦呢？

雖然人和物品不同，不會總是喜新厭舊，往往還會有情感、道義、責任等羈絆，就好像維媛的男友對太太有道義責任，雖然情感上可能已經不愛了，但也無法說放手就放手。

根據知名美國心理學家羅伯特．史坦伯格（Robert Sternberg）提出的「愛情三元理論」（Triangular Theory of Love），愛情是由親密（Intimacy）、激情（Passion）與承諾（Commitment）三個元素構成，這些元素的比重、絕對強度，形成不同類型的愛情，而隨著不同人和不同階段，三個要素的比重會有變化。

我告訴維媛，她目前能做的，或許就是當男友的知己，維持一段比朋友還要好的關係就好。

因為維媛知道愛是什麼感覺，所以不用對此感到內疚，不妨把愛放大，放大的愛是無私的，沒有獨占性，用大愛去愛一個人，就不需要感到內疚，維媛因此願意原諒自己，也願意原諒前夫。

於是我請維媛對男友說：「我們有緣，我很愛你，也很在乎你，我希望你能幸福，也希望我能夠幸福。謝謝你有看到我，也謝謝你對我的關愛，但是你和太太的緣分還沒有盡，我會尊重你們的關係。如果有一天你們的緣分盡了，我們才可以沒有內疚的在一起。」

接著，我再請維媛對男友的太太說：「雖然我還是很喜歡妳的丈夫，但是我會繼續選擇尊重妳和他的關係，如果有一天你們決定不在一起了，我也會祝福妳找到適合的伴侶，謝謝妳。」懂得尊重，我們就不會帶著內疚，沒有內疚，就不會想要傷害自己。

透過關係課題，讓人生學習成長

維媛如果一直受困於傳統的道德框架，潛意識就可能會想要毀滅自己。她還是可以愛現在的男友，可以互相欣賞、互相喜歡，但不是想要占有，而是像知己好友。不要傷害男友的太太，這樣維媛才不會想傷害自己，也不會因為違背自己的道德感而心生愧疚，畢竟維媛和男友確實是有緣分才會相遇，進而相知相惜。

維媛應該做的是好好尊重男友，讓他看清楚生命中真正想要、真正在意的人和事，進而做出選擇。但不論選擇了誰，都要做到好聚好散，善待離開的那一方。

每個人的一生通常不會只有一個伴侶的因緣，外遇的背叛和內疚，常常是親密關係中最痛的一環，因為太痛了，所以容易看不清楚，以至於很少人能夠好好處理。

維媛因為承受過丈夫外遇的痛苦，所以成為第三者使她的內疚很深，導致她的動力有一部分非常想離開這個世界。既然來到世間，不可能什麼功課都沒有，那就好好透過關係課題，讓人生得以學習成長。

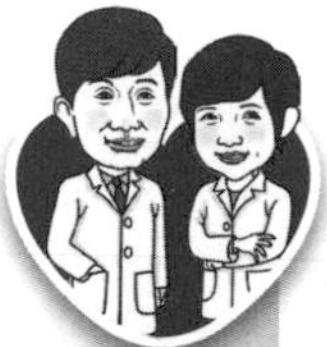

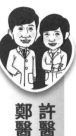

許醫師 鄭醫師──心觀念

♥緣分和關係從來不是永恆不變，所有的關係都不斷在流動。

♥情感關係的發生和結束，往往不會帶著故意傷害他人的意圖，但自私和占有性的愛就容易傷己傷人，如果能用無私的大愛去愛一個人，就不需要感到內疚。

♥來到世間不可能什麼功課都沒有，我們可以好好透過關係課題，讓人生得以學習成長。

真實案例16 乳癌

練習帶著愛說「不」

荷美發現兩邊乳房都長了腫塊，就醫檢查後，左乳房被診斷為乳癌第一期，醫生建議手術切除。她雖然很不願意，但也沒有其他選擇，開完刀後來到我們診間。

我從荷美的能量動力場上看到她一直背對先生，整個人蹲坐在地，無力起身，當我問起她在婆家生活的狀況時，原本和善平靜的荷美突然變得怒不可遏，就像是要把累積十多年的不滿統統爆發出來。

荷美的先生是傳統大男人，夫妻的相處模式經常是先生以上司對下屬的口吻，要求荷美做這個、做那個。她雖然很受不了先生的頤指氣使，卻又不敢出聲反抗。這樣的婚姻關係讓荷美十分無奈，但好像除了忍耐也別無他法。

荷美的婆婆個性強勢又主觀，全家人都很怕她，每個人都避之唯恐不及，但荷美因為先生在外地工作，平日就只有她帶著孩子住在婆家，只能硬著頭皮和婆婆相處。

她說自從結婚以來，婆家的一切問題都是她獨自面對。

和婆婆同住的這些年，她彷彿是被囚禁一樣，婆婆幾乎不讓她出門，荷美根本沒機會和朋友或娘家往來互動。荷美平時出門採買，婆婆也總是算準該到家的時間，只要稍有耽擱，到家的時間比預期晚，就會看到婆婆怒火中燒的表情，一臉不悅的質問荷美為什麼去了這麼久，是不是去了什麼不該去的地方，使得荷美壓力大到不行，卻又不敢違逆婆婆。

練習帶著愛好好表達感受

荷美的媽媽是爸爸的外遇對象，從小她就和爸爸住在一起，沒什麼機會與媽媽相處，荷美說自己實在不知道該怎麼和女性長輩互動，也不太懂得如何融入一個陌生家庭，這也是為什麼結婚多年，荷美還是感覺和夫家格格不入。

雖然荷美很氣先生把她丟在婆家，讓她獨自面對難纏又凶悍的婆婆，但她其實不太會與先生有口角摩擦，因為她一向不喜歡爭吵，總是避免正面衝突，就算再怎麼氣先生，也習慣把怒氣壓在心裡，從來不曾當著先生的面，說出自己的委屈和不滿。

先生當然知道媽媽有多難相處，所以很清楚荷美和媽媽同住的辛苦，但因為實在很怕媽媽，既然太太沒有把問題放到檯面上來講，加上婆媳問題他也處理不了，索性裝傻，過一天算一天，讓自己落得輕鬆。

荷美雖然把情緒全都壓抑下來，沒有說出自己的不滿，但身體照樣會受到影響，甚至引發一連串反應。因為一旦產生情緒，無論是否明確表達，身體都會有感應，就好像我們去看恐怖電影，明明大腦知道電影情節是虛構的，但觀看影片的過程還是會被嚇得心跳加速、發熱冒汗，因為身體無法分辨真假，卻永遠會如實回應我們產生的各種情緒。

我告訴荷美，面對先生傲慢又無禮的說話方式時，可以練習帶著愛說「不」，下回當先生又以命令的口吻說話時，可以試著對先生說：「這件事我相信你也可以做。」或是「如果你希望我為你做的話，請好好的對我說，我不是你的晚輩，更不是你的所有物，你得要尊重我。」

先生第一次聽到荷美竟然這樣回應時，可能會吃驚得愣在現場，甚至還會不高興，但無論如何，她都必須有勇氣去面對先生的各種反應，練習帶著愛好好表達自己的感受，否則一味隱忍，把情緒都留在心裡，持續累積的結果，最後就會變得無力，甚至連生命動力都會失去。

學習身口合一，身心才會平衡

荷美在面對強勢又有控制欲的婆婆時，其實也總是隱忍不發，婆婆說話尖酸刻薄，動不動就對荷美惡言相向，把她對家庭的付出與努力視為理所當然，不斷挑剔她做的一切，甚至把荷美當成僕人一樣使喚。

雖然荷美從來不頂嘴，表面上百依百順，但她為自己的委屈感到不值，覺得自己十幾年來為家裡做牛做馬，根本沒有幾個媳婦可以做到這種地步，連左鄰右舍都說荷美是太乖的媳婦，換成別人早就跑了。婆婆不但毫無感謝之心，還態度惡劣、冷言冷語，讓荷美心寒不已、滿腔怒火，但她表面上不說，其實內心都在對婆婆妳一言我一語的頂嘴。

我跟荷美說，雖然她沒有把對婆婆的不滿說出來，但情緒既然出現，就一定會有所影響，沒有發出來的脾氣也是脾氣，久而久之就會影響身體，這也是荷美生病的原因。我們必須學習身口合一，身心才會平衡，所以我請荷美想像婆婆站在面前，讓她把想說卻沒說出口的話好好告訴婆婆。

荷美想了很久，冷淡的說：「我覺得我對妳已經做到媳婦該做的本分了，我只希望妳把身體養好……」

「等一下，妳婆婆養不養好她的身體，不關妳的事，也不是妳內心真正想說卻說不出口的話，請說出內心真正想對婆婆說的話。」我提醒荷美。

「接下來什麼事我都不想管了！王家的事我不想管了，我受夠了！到此為止！」荷美像是把什麼卡在喉頭的東西吐出來一樣用力說完。

接著，我請荷美想像自己信仰的神在背後支持她，給她力量和勇氣，好好的對婆婆說：「夠了！妳的問題我歸還給妳，你們家的問題我也歸還給妳！」

過去荷美因為想要做一個好女人、當一個好媳婦，所以不斷委屈自己，但先生反而把所有與媽媽溝通的難題都丟給荷美，能量場上看到當她對婆婆說出「夠了！」的時候，先生非但沒有支持荷美，反而對她感到憤怒，因為他一方面惱羞成怒，一方面發現自己再也不能躲在太太後面視而不見了。

我請荷美對先生說：「你可以生氣沒關係，但你的問題我還是要還給你，我可以接受你生氣，畢竟我也氣很多年了。過去我的選擇讓自己活得很累，但現在我不要再這樣過日子了。」

做出合乎內在的選擇

荷美會覺得被婆婆囚禁，是自己的選擇，她大可以想出門就出門，不去在意婆婆的臉色，是荷美選擇當一個聽話的媳婦，所以她唯一需要改變的，是做出真正合乎自己內在的選擇。

就好像如果有人把垃圾丟過來，我們可以閃開或請對方處理自己的垃圾，但如果我們非但不閃開，還乖乖把垃圾都撿起來，別人自然會養成把垃圾都丟給我們處理的習慣，到後來處理他人的垃圾就會變成我們的責任。

所以如果荷美自己不改變，卻期待婆婆改變，就會一直困在這樣的處境裡，婆婆只要擺出臭臉，就可以情緒勒索荷美，讓她乖乖聽話。

我請荷美對婆婆和先生說：「我知道你們有情緒，但我無法負責處理你們的情緒，我把這些情緒能量歸還給你們，讓你們為自己的情緒負責。你們可以選擇生氣，也可以選擇叫罵，這些都是你們選擇的反應，所以也是你們的責任，我並不需要為你們的行為負責。」

友善對待自己、尊重自己，內在才會平衡有力

荷美的情緒能量屬於感受型，感受型人經常是暖男暖女，很習慣為別人而活，見不得別人難過痛苦，也很難對他人說「不」，所以經常委屈自己去迎合他人的喜好，也很容易被情緒勒索。

但一再犧牲自己、配合他人的結果，就是會感到委屈，情緒壓抑久了，就容易突然失控引爆，反而變成易怒的人。

就像荷美在婆家忍耐多年，現在只要一看到先生就心生反感、容易生氣，很難與他共處一室，她覺得已經受夠這段婚姻，但又沒有足夠的勇氣離開這個家，因為她擔心女兒會需要媽媽。

其實荷美的女兒已經三十多歲了，但患有躁鬱症，必須持續治療，加上自行創業

工作還不穩定，所以荷美必須陪在女兒身邊，以免她病情加深。荷美說，如果不是為了女兒，她會毫不猶豫和先生離婚。

能量場上常常見到，如果家長習慣性壓抑情緒能量，這些能量就會在家中造成無形的張力和壓力，很多時候這些被壓下來的能量，特別容易影響家中年紀較小的成員，讓年幼的家族成員頻頻出狀況。

此外，母親往往是女兒成長過程中效法的對象，如果一個母親找不到自己，也活不出自我，女兒就沒有好的典範可以學習。

所以我對荷美說，如果她可以學著不去把情緒硬壓下來，不要老是配合他人的喜好，也要同樣尊重自己的需求和意願，好好活出自己的人生，讓自己過得平衡和諧，家庭的動力才會跟著比較沒有壓力，這樣對女兒的病情才會真正有幫助。

我告訴荷美，要友善的對待自己和尊重自己，這樣我們的內在才會平衡有力，一旦自己能夠好起來，孩子才有機會好起來。如果荷美一直在原地打轉，繼續壓抑自己的情緒，她不會好受，孩子也跟著不好受，至於要不要離開先生或離開這個家，應該聽從自己內在的聲音，即使選擇離開先生，也要記得夫妻倆永遠是孩子的父母，荷美必須尊重先生的父親角色。

接著，我請荷美跟著我對先生說：「謝謝你給我的愛，但是你依賴我太多，我想過自己想過的生活，想擁有自己的自由，我把你的問題歸還給你，也把你們家的問題歸還給你們，我們永遠是孩子的父母，但是我不想再做你的伴侶了。」

聽到媽媽要離婚，荷美的女兒原本一直搖搖晃晃的身體突然安定下來，可以穩穩站著，但先生卻變得激動，因為他從頭到尾都覺得自己沒有做錯事，何況他認為荷美一直沒能成為他心中理想的妻子，明明是她失職，為什麼自己卻得離婚。

我請荷美對先生說：「這和對錯無關，你沒有錯，我也沒有錯，但我盡力了。在婚姻中，我失去了自己，也失去了生命動力。我想開始過自己想過的生活，孩子也大了。我無法再繼續這樣生活，現在的相處模式讓我覺得很壓抑也很不快樂，我現在切斷和你舊有的伴侶能量連結，我們會建立一個新關係，彼此可以表達各自對於對方的期待，但允許對方能夠說不，這才會是我們都感到舒服輕鬆的關係。」

多數疾病的產生，來自沉重能量持續淤塞的結果，但即使長久阻塞的沉重能量讓人生病，很多時候只要一個心念的改變，讓能量開始流動，就有機會逆轉疾病。如何好好面對自己的情緒，好好處理並讓情緒健康的流動，是我們生命中的重要課題。

人要心口合一，身體的能量才能順暢流動，當我們心裡想的和嘴巴說的不一樣，能量就會混亂、阻塞，所以我們說的話和做的事，得要與內心真實的意願相符合，如果心口不一，身體就容易出問題。

- ♥面對他人的傲慢無禮，可以練習帶著愛說「不」，如果只是一味隱忍，不斷累積情緒，最後就會變得無力，甚至失去生命動力。
- ♥母親往往是女兒效法的對象，如果母親找不到自己也活不出自我，女兒就沒有好的典範可以學習。
- ♥人要心口合一，身體能量才能順暢流動，當心裡想的和嘴巴說的不一樣，能量就會混亂、阻塞。

真實案例 17 乳癌

放掉對他人的控制，從自我覺察開始

玉權十年前右乳房乳癌確診，當時除了開刀切除腫瘤，也做了化療，沒想到十年後右乳房癌症復發，左邊乳房也長了纖維囊腫。

她得知乳癌復發後十分沮喪，想起當年治療過程的痛苦就感到害怕無力，來求診時一直說不想再化療了。

從能量動力場上看到，玉權身體裡壓抑了很多怒氣，讓她生氣的事情實在太多，尤其是想到先生，她就火冒三丈。玉權的易怒，讓家人和她互動都得小心翼翼，擔心一不小心惹毛玉權，日子就會很難過，所以家人雖然關心她，卻也不敢靠得太近。

我對玉權說，她的問題在於只要別人不順她的意，她就會不高興，玉權總認為自己是為別人好，但別人怎麼不懂她的用意呢？她動不動就生氣，一直生氣的結果，就是把自己搞得筋疲力竭，明明是想要教導和幫助別人，卻吃力不討好，結果反而覺得自己很沒用。

其實玉權的家人明白她的辛苦和付出，所以也想要對她好，先生和女兒都很關心她，但是玉權的個性實在太暴烈，相處起來就像抱著一團火，讓人心生畏懼。

我問玉權，她在生先生什麼氣呢？

她有點委屈的說，只是希望先生可以多關心她一點，像是多用言語問問她好不好，看看她需要什麼幫忙，而不是在一旁做他自己的事情。

實際上，玉權的先生一直很關心她，只是關心的方式都不是玉權想要的，幾次和先生溝通，對方還是不懂玉權到底想要什麼，結果惹得她更生氣，對先生擺臉色、發脾氣，搞得他更加不知所措，雙方因此都很沮喪。

我告訴玉權，她對先生的表達方式太抽象，想要先生的關心但表達方式又不明確，對方當然很難理解。例如玉權想要先生「問問我好不好」，如果先生真的問她：「妳好不好？」絕對會被玉權白眼甚至臭罵，因為這不是她真正想要的關心，而玉權自己說不清楚，卻又動輒發怒，只會讓先生更焦慮無助。

但就算這樣，先生還是試著去靠近火爆的玉權，光是願意坐在玉權旁邊聽她說話，其實就已經很了不起了。

聽到這裡，玉權才有點歉疚的表示，她之所以這麼生氣，是因為過去自己和婆婆處得很不好，但是先生從來沒有站出來幫她說過一句公道話，這讓她耿耿於懷，一直氣到現在。

慣性讓人難以擺脫生命桎梏

玉權的婆婆是個非常強勢的人，能量場上看到，當婆婆一出現，全家人都怕得要命，玉權的先生更是躲得遠遠的。雖然先生也很怕玉權，但相比起來，媽媽比太太更可怕，所以玉權期待先生能幫她和婆婆應對，實在是太為難先生。

玉權認為自己內心是個小女孩，要不是先生太過軟弱，她怎麼會變成一隻母老虎，她的強悍易怒，都是被先生逼出來的，她明明就是個天真和善的小女孩，都是先生的錯，才讓她變得凶巴巴，每每想到這裡，她就一肚子火。

我對玉權說，能量場上她根本就是個女王，周遭的人都在等著她發號施令，每個人都很怕她，根本沒人敢有意見，她給人的感覺絕對不是什麼委屈的小女孩。

玉權的先生是個溫柔好脾氣的男人，這也是他吸引玉權的地方，先生一向以玉權的意見為意見，凡事都由她作主。

玉權嫁給這麼溫順的丈夫，卻期待他能挺身對抗那麼強悍的婆婆，完全是不切實際的期待。如果玉權的先生是能夠站出來和強悍媽媽對抗的強勢男性，那麼玉權就不會喜歡上他了。兩個強勢的人往往很難相處，一個想往東，一個想往西，互不相讓，怎麼並肩同行呢？

玉權的內在並不是脆弱需要別人保護的小女孩，而是一個強悍有力、喜歡發號施令的女強人。即使玉權自認是小女孩，但實際上絕非如此，她只是女強人做久了，偶爾也會倦怠，想要做個小女人。

其實當初玉權擇偶時，潛意識裡就是要找一個願意聽她發號施令、讓她可以掌控的對象，她喜歡的是聽話、順從的伴侶，所以問題在於她認定自己內心是個小女孩，和真實情況相距甚遠，內在才會產生很多矛盾衝突。

我告訴玉權，在某些方面其實她和婆婆很像，非常強勢又極度自我中心，要求身邊的人必須全然聽命服從。玉權有點不好意思的說，她先生也曾經這麼說她。

人很奇怪，明明很想擺脫生命中的某些桎梏，卻又不由自主會循著慣性，掉入另一個類似的桎梏之中。就像玉權的先生，雖然覺得媽媽給他很大壓力，但擇偶時偏偏又找了和媽媽一樣很強勢的女人。

也許是因為熟悉的桎梏雖然令人不舒服，但已經習慣被那樣對待，反而認為這是理所當然的舒適圈，所以玉權的先生才會選了一個和媽媽一樣凶悍的太太。玉權不但完全不懂先生對媽媽的恐懼有多強烈，還期待他去對抗已經怕了一輩子的媽媽，結果當然會大失所望。

放掉掌控他人的念頭，允許每個人做自己

玉權之所以生病，並且在多年後再度復發，和她習慣控制主導別人的習性有關，別人不聽從，她就很生氣，所以乳房承載了很多怒氣。加上每當玉權生病，所有人就會乖乖聽她的話，不惹她生氣，種種生病的好處，會讓玉權潛意識裡不想康復。如果玉權希望自己能夠完全康復，就得學習放掉想要控制別人的念頭，不要當一個老是想對他人指手畫腳、頤指氣使的人。

玉權很苦惱的說，她實在不知道怎麼做才算放掉對他人的掌控，如果事情不在自己的掌握之中，她會很沒有安全感。

要放下對他人的掌控，第一步必須先覺察，看到自己有想掌控或改變別人的念頭，例如想要利用生病這件事讓他人服從。一直以來，玉權的內在心聲就是：「我生病了，你們都要聽我的話，不然你們是要我去死嗎？」對玉權而言，疾病是很棒的武器，如果她想痊癒，就不能一直抱著疾病當武器，必須先讓自己放掉掌控他人的念頭，允許每個人做自己。

玉權雖然嘴上說願意放掉控制他人的慣性，好讓自己恢復健康，但能量場上看到她並不樂意這麼做，因為疾病對她來說實在好處多多，根本是她的安全網、舒適圈。

玉權一方面希望自己能夠恢復健康、得到自由，卻又不願意讓家人也享有自由，因為她實在很難尊重其他家人有自己的選擇，總是看很多事情不順眼，希望別人都聽從她的意見。因此就算她的腦袋想要放手，但心裡並不真的同意這麼做，她太習慣用「我都是為你們好、為你們著想」的藉口，要大家照她說的做。

玉權抱怨先生一向只負責自己的事，其他什麼都不管，她只好一肩扛起家中大小事。就像當初玉權因為和婆婆合不來，不願意再與婆婆同住，加上生了小孩空間也不夠，所以就決定買房子搬家。玉權抱怨從頭到尾買屋、換屋都是自己搞定，先生雖然也有參與，可是大多數的決定還是她下的，這讓她累到不行，也對先生很多怨言。

我對玉權說，因為她的意見很多，又非常固執己見，說要搬出去的是她，要買什麼房子、要怎麼裝潢，也是她說了算，先生就算有意見，也不會被採納，既然沒有決定權，那他又能負什麼責任?所有事都要玉權拍板才能定案，自然她就要擔起責任。

真的讓先生作主的話，他說不定覺得多一事不如少一事，繼續和媽媽同住就好，根本沒必要搬家，但這樣的決定玉權能接受嗎？

先生也可能想買個小房子，畢竟孩子長大以後就會搬出去，也不需要太多裝潢，玉權會同意或尊重先生的這些想法嗎？

我們想過什麼樣的生活，就要自己負起責任、自己承擔，這樣才合理啊！

釋放過去的一切，活在當下

每個人都受原生家庭影響很深，玉權也是一樣，從小在原生家庭中，她就一直很努力，希望讓父母看到她的表現，總是拚命把自己的事情做好，演好別人要她扮演的角色，不管那個角色是不是玉權想要的樣子。

雖然在原生家庭的成長經驗有很多壓力和自我勉強，但玉權長大後，還是複製了原生家庭的模式，不允許別人自由做出選擇，只有當世界繞著她轉，她才能感到安全和被愛。

我請玉權對爸媽說：「親愛的爸爸、媽媽，謝謝你們生我、養我，但我活得好辛苦，一直想要符合你們的期待，結果我卻跟你們一樣，一直要我的先生和孩子符合我的期待，讓他們也活得很辛苦。我會原諒你們，因為我知道你們也沒有安全感，你們不是故意的，你們其實也很在乎我，我會原諒我自己，我也不是故意的，我很在乎先生和孩子，請爸爸、媽媽祝福我可以選擇走不一樣的路。」然後我請玉權把爸媽的祝福收到心裡。

從能量場上看到玉權的先生雖然平常很溫和，但在岳母面前，他也會努力為了玉權站出來緩頰。玉權的丈夫確實是一位好先生，但如果玉權想繼續享受生病帶來的紅利，就很難痊癒。

我請玉權跟著我說：「謝謝我過去的所有選擇，過去的一切對我來講，都是讓我學習成長的動力，我願意釋放過去的一切，活在當下、邁向未來。我要謝謝那些過去的經驗，然後和我的過去道別。我願意為自己的生命負責，也讓別人為他們的生命負責，我不需要緊抓著別人不放。」

我告訴玉權，因為她一直活在自己的痛苦裡，心看不到別人。如果想被關注，我們可以學著用心看到對方，當我們能真正看到伴侶，彼此才會有能量的連結，對方自然就會關注我們，根本不需要索討愛。

玉權要學著把心放開來，真正去關注先生和孩子，這樣才會知道他們需要什麼、想要什麼，而不是一味責怪他們都不聽從她的話，或是不關心她。

其實玉權全家人都已經以她為中心，只是怕她生氣，所以潛意識會想要躲開。如果玉權需要先生的關注和擁抱，就必須清楚明白的對先生說：「我喜歡你專心的看到我，然後抱抱我，我們可以試著這樣做嗎？」主動具體提出自己的需求，先生才會知道怎麼做，而且先生很關心她，會願意滿足玉權的需要。

如果玉權繼續用疾病來得到好處，潛意識一直抓著疾病不放，但意識部分又想著恢復健康，身心產生衝突，就很難康復。

先善待自己，才能善待他人

很多時候，人如果從自己的角度去看，常常會覺得自己是受害者，但受害者往往也是加害者，只是我們沒有意識到自己正在加害他人。

「受害」與「加害」是相對的概念，只要有受害的意念，就一定有加害的意念，這是一體兩面，只有從不同的角度去看，才會知道我們並沒有那麼無辜和可憐，別人也沒有那麼可惡，我們只是互相形成了某些動力。

我們都可能像玉權一樣在不自覺中變得有控制欲，想要像公主、皇太后一樣掌控他人，除了學習覺察自己的意圖，然後加以調整，也不要去批判有這些念頭或習慣的自己。

當我們覺察自己有喜歡發號施令的慣性後，就接受那也是自己的一部分，也是我們的內在需求，希望為他人好，也希望自己被看到、被珍惜，這都是人類會有的基本渴望，不要因此責備批評自己。

看到自己有這樣的需求時，可以告訴自己：「有時候我會害怕失控，希望他人能順從我的意見，但我可以學習關心他人，尊重他人擁有自己的意見和選擇。一旦覺察到自己害怕失控和想要掌控別人時，也無須因此批判或責罵自己，只需要好好面對自己害怕的情緒，慢慢讓自己放鬆下來即可。」

每個人都有很多面向，各自有各自的人生課題，即使看到自己覺得難堪的、不可愛的面向，也都值得我們去愛，只要不讓自己一直停留在這樣的面向裡就好。

許多人學習身心靈，開始有觀照力之後，反而特別容易苛責自己，這樣並不是善待自己。

有觀照力是第一步，但第二步是學會接受自己有各種面向的習性，而不是去貶低自己、責備自己，這樣才不會失去生命的動力。第三步則是調整自己，朝著想要的方向前進。能夠善待和接受自己的人，才能善待和接受他人。

心在當下，才能和人連結

至於如何才是用心看到對方，無非是讓自己「心在當下」，純然去感受對方、關注對方這個人，而不是把焦點放在對方應該或不應該做什麼事。

當我們能真正看到對方時，就不會用自己的想法和方式要求對方改變和配合，這樣彼此的關係才能和諧美好。

♥能量運動5　胸前畫三個心——打開心門，連結他人

介紹在胸前畫三個心能量運動。

1 雙手五指併攏。

2 手指從胸部中間的膻中穴位置貼著胸部先向上畫到鎖骨處，再向外、然後向下移動（見圖2①）。

3 最後雙手收攏在胸部下緣中心處（見圖2②），即胸骨

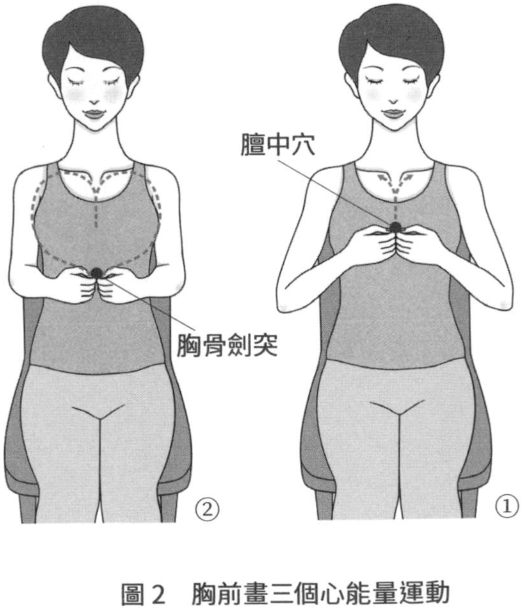

圖2　胸前畫三個心能量運動

劍突處，像畫出一個心形。

4 以上動作慢慢重複三次，畫出三個心，感受身體能量流動。畫心的過程要慢慢呼吸，意念上想著「我願意打開心和對方連結」，然後把專注力放在對方身上，不要急著下指令，也不要貼任何標籤，就帶著好奇和探索的心去觀察和了解對方。

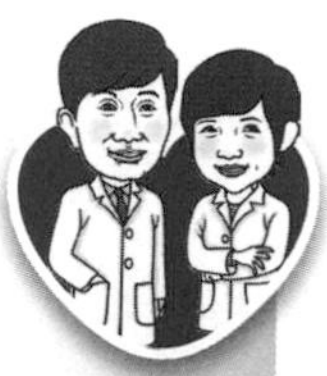

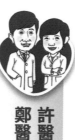

許醫師 鄭醫師——心觀念

- ♥生病有時會帶來一些「好處」，如果一直貪圖生病帶來的紅利，就很難痊癒。
- ♥人有很多面向，即使看到自己難堪又不可愛的那一面，也值得我們去愛和接受，這樣才會有力量朝著喜歡的面向做出改變。
- ♥用心看到對方，就是讓自己「心在當下」，純然的感受與關注對方。一旦心能真正看到對方，雙方能量就會有所連結，對方自然也會關注我們，也就不需要索討愛。

真實案例18 子宮頸癌前病變

先照顧好自己，才能照顧好別人

植穎一向很注重身體健康，三十歲之後每年都定期做子宮頸抹片檢查，可是最近一次檢查卻發現有子宮頸癌前病變的徵兆，這讓她既不解又懊惱，明明生活規律單純，保持運動習慣，飲食體重也都控制得宜，為什麼還會生這樣的病。

從能量動力場上，植穎看起來既虛弱又帶著傷心和生氣，對生命充滿無力感，甚至呈現放棄狀態，我問她在生什麼人的氣，或是對誰感到很失望嗎？植穎卻說她覺得生活一切都好，沒有什麼問題，真的不知道自己為什麼會生病。

植穎的子宮頸能量明明很不安，本身的能量也非常緊張，特別是在看到先生時，她的能量就整個無法放鬆。植穎的先生也一樣，看著她時，先生的能量就跟著焦慮起來，夫妻兩人在彼此面前，都處於很不自在的緊繃狀態。

植穎說她一點也不覺得自己會緊張，就算面對很多人照樣能夠泰然自若的侃侃而談，怎麼可能看到先生時會焦慮不安？但是能量場上呈現的情況確實和植穎自以為的截然不同。

允許自己緊張

植穎的情緒能量類型是邏輯型，邏輯型人的自我認知常常與能量場呈現的狀態有很大的出入，因為邏輯型人一向不喜歡與人吵架起爭執，總會盡量避開衝突，習慣用頭腦「想通」事情，容易忽視身體的反應。

植穎常會告訴自己沒什麼好緊張的，慣性忽視自己內在的不安焦慮，因為不知道該怎麼做，所以只能認定一切都很好，還會用理性不斷說服自己，那些不舒服、不愉快的事情自己都想通了，和伴侶也沒吵架，一切都沒問題，根本不需要緊張，也不應該緊張。

其實日常生活中出現讓人緊張的時刻很正常，但緊張就只是緊張，一如我們會想笑或想哭，只要生而為人都難免會有感到緊張的時候，不必一味抗拒或是一心想著消滅緊張感。

察覺自己緊張起來時，可以試著認同並接受自己當下是處在緊張的狀態中，一旦我們能夠認同自己的狀況，身體自然可以緩和下來；反之，當我們極度排斥並否認自己感覺緊張時，身體反而會繃得更緊，因為心和腦有所矛盾。

當我們很抗拒某個情緒的時候，就會想用頭腦把這個情緒消滅掉，企圖說服自己沒有什麼好緊張，甚至頭腦會欺騙自己已經不緊張了，但身體很誠實，只要我們的心還是很緊張，身體就會呈現緊張的狀態。

這樣的矛盾一久，心和腦會愈來愈脫離，就像植穎一樣，否認自己緊張，卻讓自己更加不安，久而久之導致身體器官能量失衡，健康也出了問題。

最讓植穎不解的是，明明都有定期做子宮頸抹片檢查，為什麼突然之間有這麼大的變化，她一直無法接受這個事實。

能量時時刻刻隨心念變動

能量的轉變從來就不是突然發生，而是時時刻刻都隨著心念變動，只是我們沒有覺察，總是要等物質體的改變明顯到難以忽視時才會看見。事實上，身體的變化從來不是一天兩天，就好像長白髮、長皺紋，往往不是瞬間發生。

植穎的子宮頸病變和無力感有關，特別是與伴侶有關的無力感。能量場上，植穎的先生一直都看著她，但她卻一直背對著先生不去看他。我問植穎和先生之間有什麼問題嗎？

她一臉困惑，說自己與先生很和諧，三不五時還會主動向先生撒嬌討抱，就像這次生病，先生也是全程陪著植穎就醫檢查、手術開刀。她也有當面向先生表達感謝，謝謝他一直陪在身邊。

植穎實在不懂為什麼自己的能量會對伴侶感到無力，得知自己的內在動力在面對伴侶時，居然是連看都不想看，著實讓她大吃一驚。

當植穎提及自己會向先生撒嬌時，能量場上我們卻看到無論是植穎或先生的能量，都突然變得尷尬僵硬，植穎的能量甚至還帶有一點不安和害怕。

直到我把能量場上的情況告訴植穎時，她才承認自己的確有些刻意要對先生表達親密，或許並不是發自內心想這麼做，只是理智告訴她，身為人妻就應該勉強自己做這些事，如果不想看就不看、不想撒嬌就不撒嬌，那自己不就是一個失職的伴侶嗎？

我告訴植穎，心如果真的不想做的事情，就不要勉強去做，因為每個人的內在其實都可以感受到他人和自己能量的流動是否順暢，如果勉為其難的做了什麼，但內在卻充滿抗拒，不僅自己的心會知道，對方的心也感覺得出來。

這正是為什麼能量場上，代表植穎子宮頸病變的能量，正好就擋在她和先生之間，像在保護她一樣。因為植穎內心其實不想和先生接觸，所以身體很誠實的做出回應，得到這個疾病也是給自己一個免於和先生親密接觸的合理藉口。

這也是當植穎說到自己都會向先生撒嬌時，能量場上無論是植穎或先生的能量，都跟著僵掉的原因。

釋放壓抑的情緒，身體才會放鬆

植穎為什麼抗拒和先生親近，還得刻意勉強自己與先生互動，必然事出有因。我問植穎這情況已經多久了？和先生是否發生過什麼不愉快的事？

植穎想了一會兒，再三遲疑後才無奈說出，當年生了第一個孩子後，她曾經很想要再生一個孩子，但先生卻堅持不要。幾番溝通無效，植穎只好告訴自己，既然生小孩這件事不是自己單方面可以決定，而先生態度又這麼堅決，那就尊重他好了。只是理智上雖然這樣想，但植穎心裡忍不住閃過一個念頭：「既然你不要再生孩子，那我們就不要上床。」

當植穎終於坦誠自己非常介意先生不願意再生孩子的事情之後，先生的能量突然放鬆不少。

我請植穎跟著我對先生說：「我很氣你不想再生第二個孩子，但我又不允許自己生氣，所以我很無力。」話才一說出，植穎就哭了起來，這件事對她來說明明有很多情緒，卻被自己刻意忽視，直到這一刻，才終於有機會釋放。

要讓邏輯型人覺察到自己內在情緒並且加以釋放，是很不容易的事，植穎如果能好好讓壓抑的情緒得以釋放，身體才會真正放鬆。

好媽媽也可以有自己的需求

除了內在對先生的抗拒，植穎也因為和兒子的關係沒有自己期待的那麼親近，感到傷心又生氣。

植穎的兒子和爸爸很親，父子倆關係很好，植穎好希望兒子也可以和她親近一點，就像和爸爸一樣。每天早上植穎會刻意主動去抱抱兒子，對兒子說媽媽很愛他之類的話，但每當兒子想黏著媽媽時，植穎卻又會把他推給先生。

像是兒子要植穎陪睡，她就常常以身體不舒服為由，要兒子找爸爸。植穎很需要自己的時間和空間，所以每當兒子要植穎陪讀、陪玩，她往往讓兒子找爸爸。

植穎的做法和回應，從能量場上來看，兒子和先生也都心知肚明，雖然如此，先生並沒有因為植穎需要自己的時間和空間而生氣，讓先生覺得不舒服的是植穎不夠坦誠，既沒有表達自己的需求，又因為心有虧欠而深感不安，反而勉強自己表現得格外親暱，結果就是讓兩個人的關係變得更加尷尬。

植穎雖然想靠近孩子，但她的確很需要一個人的時間和空間，所以我請植穎對兒子說：「雖然媽媽很愛你，但媽媽也需要有自己的時間和空間。」

接著，我再請植穎對先生說：「真的很抱歉把孩子推給你，我感到很不安，很謝謝你幫我。」

其實當植穎能誠實的認可自己時，先生不但能夠理解她的需求，也願意支持她。

邏輯型人常會出現「頭和身體的能量分離」這種狀況，也就是頭是頭、身體是身體，大腦和心裡想的常常背道而馳，就好像植穎既想要與兒子親近些，卻又在兒子主動接近時推開他。

其實植穎需要自己的時間和空間並不是問題，問題在於植穎對自己的需求既不認清，也不認同，所以潛意識才會透過生病，讓自己有正當理由可以理直氣壯的對孩子說：「媽媽身體不舒服，想要一個人。」

希望有自己的時間和空間，跟做一個好媽媽並沒有衝突，植穎不需要找任何藉口去向他人解釋自己有這個需求。

我請植穎對兒子說：「媽媽並不是不愛你，但我也需要愛自己，媽媽需要有自己的時間和空間。」當植穎能夠認同自己有這些需求，她的疾病動力就開始想離開，她的能量也變得比較有力，可以真正去看到先生和兒子。

情緒不需要抗拒或處理

很多為人父母者總是習慣過度付出，以為只有全然犧牲自己才能算是稱職的父母，事實上絕非如此，每個人都應該照顧好自己，只有先把自己照顧好了，才有能力照顧他人。

邏輯型人因為習慣用頭腦去處理事情，導致自我認知（頭腦想的）和事實狀態（身體呈現的）經常是兩回事，我們在診間處理個案時，如果遇到邏輯型人，往往得花上更久的時間，才能讓邏輯型人看到自己真實的內在。

邏輯型人特別不喜歡情緒起伏，所以容易抗拒或否認各種情緒，情緒一來就想盡辦法要解決掉，結果只是讓情緒的張力更大，因此邏輯型人的功課之一，就是學著去認可並允許自己可以有情緒。

在察覺到自己情緒浮動時，只要溫柔看著情緒的起伏變化，既不抗拒也不需要「處理」，讓情緒能量順暢流動，慢慢的就會平靜下來。

人類會有這麼多種情緒，正是因為各有其不同功能，情緒本身沒有好或不好，都只是一種感受，是我們加上詮釋，才讓情緒產生好壞之分。其實就連痛覺也是一樣，一個人身上被劃了一刀而流血疼痛，有時未必是壞事，因為會流血、會痛，我們才會注意到，也才能迅速回應、避開危險。

人體既然具備這樣的功能，就有其存在的價值，我們應該學著接受各種情緒的存在，不要一味抗拒情緒，以免讓情緒能量卡在身體裡出不去，健康反而容易出問題。

覺察起心動念，保持身心合一

人體每分每秒都在損傷與修復的平衡中來回，努力維持平衡，就像血液的酸鹼值，分分秒秒都在調整以維持穩定。

如果要讓細胞運作穩定，就要學習覺察頭腦的念頭和內在情緒的流動，悲傷、內疚、壓抑、生氣、怨恨等情緒經常帶著極大的動力。

我們在能量場上看到腫瘤的能量動力之所以貼近患者，其實是在幫患者承擔強大的情緒能量，某個角度來看，它是在保護患者。一旦患者壓抑的強烈情緒得以釋放，心不再卡住時，腫瘤的能量通常就會遠離。

我們診間常看到乳癌患者釋放大量情緒能量後，原本摸得到的腫瘤，當場就變軟和縮小，腫瘤的部位也會感到比較輕盈舒服。

有些人因為情緒太強烈，潛意識會不自覺產生「很想離開或逃避」的念頭，如果這樣的意念持續存在，大腦就會下達指令，讓身體的內在平衡改變，器官與免疫系統等功能下降，細胞修復能力跟著弱化，最後可能導致癌細胞的產生。

植穎的子宮頸癌前病變和她不自覺帶著一股無力感有關，而無力感經常是身體病變的開始，幸好她的無力感並沒有強烈到要走向死亡，否則病情可能惡化得很快。

凡事都有原因，疾病從來就不是突然發生，往往都有其因果，所以我們要常常覺察自己的起心動念，觀察自己身體的變化。

很多時候焦慮不安的發生，是因為當下身體正在做的事情，並不是內心真正想要做的事，一旦我們的行為和內心的意願有所違背時，就會產生莫名的壓力和焦慮，所以才說要讓自己保持身心合一。

讓心安住，允許自己不知道

現代人常常「人在心不在」，用自動導航模式活著，沒有活在當下，任由幾千萬個念頭閃逝而不自覺，所以很難找出事件的因果關係，但是不知道起因也不必焦慮，就允許自己「不知道」，跟「不知道」的自己在一起。

不要一直死命的用頭腦找答案，因為當我們很慌亂、不安的時候，頭腦想出來的答案，往往都不是真正的答案，反而要讓自己靜下來，答案才可能慢慢浮現。

學習覺察的第一步是讓心安住，當下不要受到干擾，等到心安定下來之後，覺察力就會比較好，這時我們才能看清楚情緒的浮動或身體的緊繃，甚至可以覺察到想法和心念的出現，雖然不容易，但這是可以學習的，只要持之以恆的練習，慢慢就會愈來愈好。

心能量練習5 靜心與覺察——心情平靜、頭腦清明

每天撥一點時間練習，只要是可以放鬆的空檔，像是早上起床或是晚上睡覺前，即使只有五分鐘或十分鐘都可以。

1 找個能放鬆、安全的地點，靜靜坐著，輕輕閉上眼睛，慢慢呼吸。

2 覺察自己的身體，調整坐姿，輕輕轉動身體，讓自己感覺舒服放鬆。

3 慢慢吸氣、吐氣，待呼吸速度慢下來後，人就會跟著放鬆。

4 依序將注意力放到頭部、頸部、肩膀、背部、腰部、大腿、小腿等位置，然後一一放鬆。

5 如果某個部位特別緊繃，可以把專注力放在那個位置，輕輕轉動身體，幫助鬆開緊繃的部位。

6 容易感到壓力或焦慮的人，頭部、肩、頸通常比較緊繃，這時可以將頸部輕輕轉動到右側，然後再轉到左側，接著慢慢前彎、後仰、側彎。

7 肩膀部位則可以將肩關節往前、往後，柔和的轉動。

依序放鬆身體各個部位之後，身體各處傳入大腦的疼痛、緊繃以及疲累等干擾訊息就會減少，人也會比較容易放鬆下來。

請掃描 QR Code，觀看「靜心與覺察」心能量練習示範影片。
https://qrcode.cwgv.com.tw/bgh2107

在身體放鬆、心情平靜後，疲累緊繃或焦慮壓力帶來的雜訊減少了，我們會感覺頭腦變得清明舒服，這時就比較容易去感受、覺察念頭的升起與浮動。

在覺察練習的時候，一旦意識到念頭升起的瞬間，例如想到有什麼事要去做、什麼事該做還沒做，或是記起特別有壓力的事，不妨快速把事情記下來，然後再回到靜心與覺察的步驟，平日也可養成習慣，把重要待辦事項記下來，覺察練習時比較不會被雜念干擾。

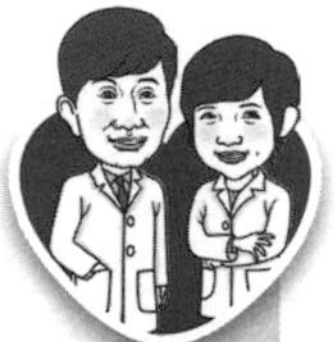

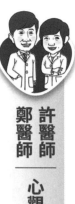

許醫師 鄭醫師｜心觀念

♥一旦抗拒情緒，想用頭腦消滅情緒，心和腦就會日趨分離，時間一久容易導致身體器官能量失衡，健康出問題。

♥很多人以為只有全然犧牲自己，才算是稱職的父母，事實上，每個人都應該先把自己照顧好，才有能力照顧他人。

♥不同的情緒有其不同功能，情緒本身沒有好壞之分。

真實案例 19　子宮頸癌前病變

不要帶著舊念頭來看待新關係

銀娟的子宮頸卡住很多生氣的能量，雖然她已經結婚很久了，但只要一想到分手多年的前男友，還是會非常生氣。她一直認為自己當年為對方付出很多，全心全意愛著前男友，只是他非但沒有一絲感謝，還覺得銀娟太黏人。

交往後期前男友不只態度冷淡，甚至老是說話帶刺傷人。銀娟因為很珍惜這段感情，所以一直百般忍讓，凡事委曲求全，希望他可以明白自己的心意和看到自己的好，沒想到前男友最終喜歡上其他人，無情的向銀娟提出分手，讓她傷透了心，也因此對前男友怨恨不已。

銀娟和父母關係疏離，所以很渴望緊密的伴侶關係，她理想中的對象，是能長時間黏在一起，最好做什麼事兩個人都能亦步亦趨、同進同出。

但前男友卻極度需要自己的時間和空間，很受不了和其他人時時綁在一起，因此對於銀娟想要形影不離十分抗拒。

前男友每次看到銀娟為他付出那麼多，雖然明白她是出自關心和愛，但前男友感受到的卻是巨大壓力，甚至到了交往後期，只要一看到銀娟就覺得喘不過氣，只想逃得遠遠的，最後實在很難繼續這段感情，只好提出分手。

銀娟從來就不覺得自己希望和伴侶緊密相隨的要求不合理，前男友抱怨她太黏讓她很不能接受。兩個人交往談戀愛不就是要在一起嗎？她只是想爭取最多的時間和伴侶相處，到底有什麼錯？何況她為前男友盡心盡力付出，對方怎麼能無視她的努力，殘忍的踐踏她的心意，最後明明愛上別人，還以受不了銀娟太過黏人為理由要求分手，實在太過分了。

了解自己的需求，找適合自己的人

其實類似銀娟和前男友的爭執並不少見，銀娟期待和伴侶如影隨形，但是很多男性卻嚮往比較自由的關係，有多一點個人的時間和空間。說起來雙方都沒有錯，充其量只是對伴侶相處模式的期待不同。

重點在於我們是否了解自己的需求，如果自己喜歡和伴侶形影不離，那麼在找對象時，就要選擇與自己一樣喜歡朝夕相處、如影隨形的人；反之，如果自己需要比較多獨處的時間和空間，那就要和比較獨立自主的對象在一起。

不過這在熱戀期過後才能看得清楚，因為熱戀時，在荷爾蒙催化下，大多數人都喜歡形影不離黏在一起，所以要等過了熱戀期（一般是三個月到一年），才會真正知道交往對象喜歡的相處模式是不是和自己一樣。

問題是人會喜歡或嚮往的對象，常常和自身大相逕庭，總是容易受到與自己截然不同的人所吸引。

就像銀娟習慣依賴他人，所以欣賞前男友的果斷和獨立自主，卻無法接受和尊重他堅持要有自己的時間和空間，結果就是兩個人在這段關係中飽受折磨、百般痛苦，最終只能分道揚鑣。

我請銀娟對前男友說：「你這樣不理我，讓我很生氣，而且還跟我分手，讓我更生氣。但是我自己也有責任，我找錯人了，應該找一個更適合我、也更願意和我黏在一起的人。」說著說著，銀娟忍不住放聲大哭。

銀娟覺得前男友說自己太黏只是藉口，他會提出分手，真正原因是喜歡上別人，只是沒有勇氣坦承。

我對銀娟說，如果兩人的期待不同就容易產生爭執，爭執久了，心就走遠了。也許後來真的有其他因素讓前男友下定決心分手，但人的心一旦走遠，自然會有別的可能性出現，重點還是前男友和銀娟對於伴侶關係的期待落差太大。

至於銀娟為什麼會有這麼強烈的不安全感，非得和伴侶綁得這麼緊密不可，必須回去檢視銀娟和父母及原生家庭的關係，因為人的不安全感經常來自原生家庭。

釋放原生家庭的傷

能量場上，銀娟背對著父母，和他們沒有連結，父母兩人之間也沒有連結。銀娟說自她懂事以來，父母感情就不太好，從小她夾在兩人中間，經常感到左右為難。她一直希望成為父母的緩衝劑和溝通橋梁，但父母之間的問題，從來就不是孩子可以負責和處理的。

久而久之，銀娟對父母及家庭都充滿無力感，也因此和父母的關係愈來愈遠，即使銀娟的父親已經過世多年，但銀娟至今內心還是不想面對他們。

我告訴銀娟，父母之間的問題只能由他們自行處理，孩子無法置喙，也不應該出手干預。

我請銀娟跟著我對爸媽說：「謝謝爸爸、媽媽生我、養我，我也很愛你們，但我無法處理你們的問題，我把你們的問題歸還給你們，我已經長大了，現在的我可以照顧好自己也可以愛自己，謝謝你們，請你們祝福我就好。」

銀娟有點困惑的說，爸爸已經走了，現在對他說這些話還來得及嗎？我告訴銀娟，生命的能量沒有死亡這件事，我們以為人走了就沒了，事實上，我們怎麼來就會怎麼離開，出生和死亡的是肉眼所見的肉身，但對能量而言，即使人已經過世，能量依然存在。

我請銀娟對爸爸說：「親愛的爸爸，我心裡會記得你，我身體一部分的能量來自於你。你的離開是你的命運，你的時間到了，我無法改變這個事實，而我的命運是還要繼續活著，我會好好活著直到我的時間到了，請爸爸祝福我。」

銀娟在親密關係上極度缺乏安全感，除了從小在原生家庭留下的陰影，還因為父親早逝，讓她帶著很多悲傷與恐懼失去的能量。

我請銀娟對爸爸說：「爸爸，我很害怕失去你，但我們來到地球就只是體驗，沒有真正的失去或得到，該有的體驗就會有，我們都很安全，就只是來地球演一齣戲，一齣戲要精采，會有高潮迭起，會有無法預期的變化球，有些人會先走掉，或者有一些壞人，有一點悲情等，就是這樣而已，該走的留不住，該留的也殺不死。」

銀娟起初說這些話的時候，整個人還是很抗拒，但我對她說，如果可以，就像小時候一樣去抱抱代表爸爸的能量，讓悲傷的情緒釋放出來，果然銀娟在抱抱代表父親的能量之後，像個小孩一樣失聲痛哭，壓抑多年的情緒終於得以釋放。

另一方面，我也請銀娟對媽媽說：「媽媽，我把妳的焦慮、不安、憤怒以及傷心的情緒都歸還給妳，辛苦妳了，謝謝媽媽把我們這些孩子帶大，我們都長大了，會好好活著。」

心要轉，關係才會轉

再回到銀娟現在的夫妻關係，從能量動力場上看起來，銀娟和先生兩個人背對著彼此，先生很想要靠近銀娟，但她的心卻很抗拒，因為銀娟只是一直活在自己的故事裡，從來沒有真正看到先生，這讓先生既難過也不知如何是好。

銀娟之所以如此，追根究柢是因為她一直認定先生終有一天會拋棄她，就像父親的早逝或前男友的離去。深陷在可能被拋棄的恐懼裡，銀娟潛意識覺得與其等著被拋棄，不如選擇不要太投入任何關係。

銀娟說自己是個在意細節的人，和先生一起生活這些年，一直覺得先生總是達不到她的期待，但為了家庭和諧，所以銀娟從來沒有對先生說出失望的心情。

銀娟以為嘴上不說，別人就不會察覺自己的內心，其實能量是可以感受得到的，所以能量場上先生只能遠遠看著銀娟，每次想到要靠近銀娟就覺得非常不舒服，很難親近她。

我對銀娟說，她的心必須學著改變，真正的去看到先生，只有當她改變原本的心念，先生才能真的靠近，如果她總是帶著埋怨和疏離的能量，先生就很難接近。銀娟必須願意做出改變，如果她的心不轉，關係就不會轉，而先生一直被往外推，最後就只能選擇退出。

我請銀娟對先生說：「我很容易抱怨和嫌棄，而且還會想很多，許多根本沒有的事情我也老是想得跟真的一樣，腦子裡很多自我對話，但都沒有明確的說出來。對不起，我會學習好好表達，不要老是讓你猜測或說得不清不楚。我也會學習關注你，而不是像這樣背對著你。」

每段關係都不同，專注當下

我們對關係常常有一種不安全感，期待別人來遷就或配合，尤其是經歷過背叛或失去的人，特別會想要緊緊抓住什麼，但這樣只會讓對方感到窒息。無論過去我們經歷什麼，一定要記得每段關係都不同，我們唯一可以決定的是，這個當下要如何建立或創造。

所有的關係都是流動且不斷變化的，我們無法確保一定可以持續到天長地久。雖然我們無法保證眼前這個人會一直在身邊，但如果一天到晚找碴，動不動就和對方吵架，關係就一定會愈來愈糟，愈來愈可能分手；反之，如果能專注在當下，不斷投入愛和溫暖的關懷，創造很多美好的互動體驗，兩人關係自然會愈來愈近，愈來愈喜歡相處在一起。

各種疾病都和根植於大腦的活動以及記載於腦海中的內容有關，要解開這些頑固的疾病，就要從卡住的心念與糾結的情緒來解開生命的學習功課。

許多女性器官的病變都和伴侶課題有關，如果與親密伴侶互動出了問題，產生的糾結情緒和負面念頭就會在身體特定部位產生激烈反應，例如子宮頸的損傷，往往肇因於與親密伴侶交流時所引起的強烈情緒。

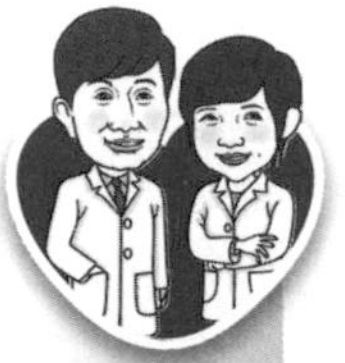

許醫師 鄭醫師 心觀念

♥父母之間的問題只能由父母自行處理，孩子無法置喙，也不應該干預。

♥生命的能量沒有死亡這件事，出生和死亡的只是身體，就算是已經過世的人，能量依然存在。

♥無論經歷過什麼，每段關係都不一樣，我們可以決定的只有如何體驗當下，從當下創造我們想要的未來。

真實案例20 子宮內膜癌

表達真實感受，生命才有力量

穎光是家中長女，從小就在爸媽的超高期待下成長。她的爸爸非常嚴厲，總是覺得穎光很多事都做不好，經常開口就是指責她這個沒做好、那個沒做好，所以穎光對爸爸十分敬畏。

穎光的媽媽雖然個性比較溫和，但也一樣對她期待甚高，總覺得穎光的表現差強人意。雖然媽媽不像爸爸一樣對穎光嚴辭批評，卻會不時露出對她失望嘆息的表情，每每讓她心生愧疚，覺得自己真的很糟糕。

穎光還有一個弟弟和一個妹妹，但爸媽卻只對穎光採取超高標準，這讓穎光覺得很不公平。加上從小一直飽受批評，所以她的自我感覺很差。雖然穎光覺得爸媽的要求既不公平也不合理，但委屈傷心之餘，漸漸失去對自己的信心。

穎光覺得自己是個標準的「親職化子女」，好像從五歲起就開始被當成一個大人。這麼多年來，她就是不斷的自我要求，習慣性自我批判，總是期許自己精進再精進，不知不覺中成為一個完美主義者。

儘管如此，穎光還是覺得自己好像什麼事情都做不好，雖然夜深人靜時，她會覺得活得好累，很想拒絕爸媽的不合理要求，但她更希望可以得到他們的肯定，所以總是選擇繼續努力，更強力的鞭策自己，為的就是有一天可以得到爸媽的一句讚美。

前陣子穎光檢查出罹患子宮內膜癌第一期，從能量場上看到，穎光的內在壓抑了很多怒氣和委屈，於是我請穎光跟著我對爸媽說：「爸爸、媽媽，我很氣你們。」沒想到要穎光說出這句話，好像如鯁在喉，遲遲說不出口，最後她很小聲的對我說：「我不敢講……」

穎光說自己被傳統觀念卡住太久，即使她真的覺得非常委屈，還是認為自己的確是不夠好，何況這麼多年來，爸媽就是穎光的天，所以她實在無法告訴爸媽她很生他們的氣。

我問穎光：「那妳心裡有沒有氣呢？」她輕輕點了點頭。

既然有氣，那就試著誠實的把感覺說出來，畢竟現在面對的只是爸媽的能量，至少不是真的站在他們面前，我請她勇敢一點。

穎光鼓足了勇氣，小聲的說：「我很氣你們。」

「大聲一點。」我說。

「我很氣你們。」穎光放大聲量又說了一次。

「再大聲一點。」我再說。

這下子穎光被逼得掉下眼淚，我趕緊提醒她，試著跺一跺腳，讓怒氣發出來。

「我很氣你們，無論我再怎麼努力，你們總是說我不夠好，我真的很生氣，也很傷心。」穎光終於大聲說出自己壓抑多年的委屈和生氣。

我請穎光繼續跟著我對爸媽說：「親愛的爸爸、媽媽，但我也很愛你們，很想滿足你們的期待，不過我好累喔！我已經盡力了，但我只是你們的孩子，我無法替代你們完成你們的夢想，所以我把你們的夢想和要求歸還給你們。

「我已經長大了，我會學習肯定自己，而不是總把自己打趴，老是認為自己不夠好，事實上，我已經盡力了，也夠好了。謝謝爸爸、媽媽的關心和愛，我可以處理好自己的事，你們不需要總是告訴我應該怎麼做，我會自己做決定。」

接著我告訴穎光，雖然壓抑多年的怒氣已經發出來，但是她的內在還有太多故事一直在播放。其實無論爸媽對她多麼嚴格，那都已經是很久以前的事，是她自己三不五時就把過去的事情拿出來一想再想，每想一次就氣一次，認定都是爸媽的錯，才讓自己生氣。

穎光是爸媽的第一個孩子，他們也是第一次當爸媽，只能從自己父母身上學習怎麼當父母，並不是故意要傷害穎光。到底是誰讓穎光一直生氣呢？

原本理直氣壯的穎光，聽到這裡突然低下頭來。

只有帶著愛去表達事實的時候，生命才會有力量，從穎光的能量動力場上看到，當她把自己的真實感受說出來時，爸爸和媽媽的能量也跟著放鬆下來，並且感到既抱歉又心疼。

一直以來穎光帶著很多委屈，不只生爸媽的氣，也生自己的氣，雖然她從來不敢表達，只是把怒氣藏在心裡，但能量依然存在，也會和爸媽互相共振，所以他們就和穎光一樣，覺得她的確做得不夠好，才會對她生氣。

但當穎光放下對自己的不滿，誠實面對自己的疲憊與無力，並且認可自己已經盡力時，爸媽也就看得到穎光的努力，不會再一味指責她。

誠實面對、接受自己，生命動力才可能改變

穎光在原生家庭中習得的模式，不知不覺複製到了婚姻關係裡。一直以來，穎光總是以超高標準來評斷先生，動輒嫌他這個做得不好、那個做得不好，經常讓先生十分挫折。我請穎光跟著我對先生說：「老公，辛苦你了，對不起。」

接著，我請穎光大聲說出她覺得先生很棒的地方。

穎光說先生是全世界最棒的老公，從來都不會生她的氣，即使她脾氣不好，仍然對她很包容。不只如此，他毫無怨言扛起全部的家務事，但穎光卻總是嫌先生做得不夠好，她應該要更懂得感謝先生才是。

穎光認可先生的同時，也必須認可自己，所以我請她也試著說一些覺得自己很棒的地方。

穎光說自己是全世界最棒的人，還提了一些自己的優點，但是當她在陳述這些事情的時候，能量場上卻看到穎光其實並不認同這些話，因為她並沒有發自內心同意自己是很棒的人。這是頭腦和身體分開的現象，也就是理智上看似了解，但內心並沒有真正同意，就會有這種反應。

人只有誠實面對和接受自己的真實狀態時，生命的動力才會比較願意做出改變，因為真實的自己無法自欺欺人，所以我請穎光跟著我，誠實說出自己的感覺：「我真的很不愛自己，從頭到尾都看自己不順眼，我很難欣賞和肯定自己。」

我告訴穎光，她的能量一直活在過去或未來故事裡，必須學著讓自己活在此時此刻，例如看到先生時，就只要去看到先生，不要想著那些自己貼上的各種標籤，像是好不好、棒不棒，還要試著拋下過往爸媽貼在自己身上的印記，不要進到故事裡。

讓自己帶著好奇心去探索眼前的對象，就好像剛和一個人相遇時，帶著好奇心，不設限的去認識對方一樣。

每個人無時無刻不在改變，一旦我們給對方貼了標籤，編寫了既定的故事，那麼故事情節就會變成限縮、固定的模式，如此一來很容易忽略當下重要的新資訊。

穎光是聽覺型人，這種人的大腦裡總有好多故事和想法，久而久之容易混淆，誤把故事當成真實。

其實只要不是此時此刻發生的一切，都只能算是記憶中的「故事」，而且這些記憶中的故事，往往都會被我們改編調整、就此定型，問題在於每個人無時無刻不在變化，沒有人是恆久固定的，我們和他人的關係也是如此，只有活在故事裡的人，才會永遠一樣。

發自內心接受自己，才能真正健康幸福

穎光的癌症，對她來說或許是一個帶來安全感的存在，一方面她很想讓爸媽走開，但另一方面又想得到他們的關注。長出惡性不大的初期腫瘤，確實可以讓穎光獲得不少好處，既可以讓她理所當然的埋怨，又能獲得家人的關注和順從，還讓嚴格的爸媽不敢再施加太多壓力。

潛意識一心想死的人，一旦發現罹患癌症，經常就是惡性重大的末期，但穎光只是希望從生病中受益，所以確診時還只是初期。雖然生病給她帶來一些好處，但千萬

不可一直貪戀這些好處不放，否則時間一久，身體就很難康復。

每個人最終還是要邁向自我認可、自我負責的狀態，我們要發自內心的接受自己，以獨立自主的方式照護自己，才能得到真正的健康幸福。

注——親職化（Parentification），也被譯為「父母化」，意指小孩或青少年過早且不適當的持續承擔父母或是成人的角色，甚至成為照顧者。

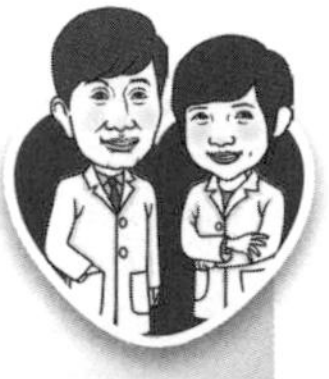

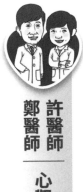

許醫師 鄭醫師｜心觀念

- ♥帶著愛去表達事實的時候，生命才會有力量。
- ♥誠實面對和接受自己的真實狀態時，生命動力才會願意做出改變。
- ♥只要不是當下發生的事，都只能算是頭腦裡的「故事」。每個人無時無刻不在變化，人與人的關係也是如此，只有活在故事裡的人，才會永遠一樣。

真實案例21 卵巢癌

他人對我們的評價，與我們無關

允雪被診斷出得了卵巢癌，來求診的時候整個人顯得很無力。她說自己和先生結婚很多年，卻對他有很深的恐懼和排斥，隨著在一起生活的時間愈久，她對先生的懼怕有增無減，甚至有時候會忍不住希望自己死掉算了，至少可以不用再面對讓人害怕的先生。

允雪的先生脾氣很差，總是對她口出惡言、冷嘲熱諷，好像允雪是個做錯事需要被教訓的孩子，鮮少和顏悅色和她講話。不過先生雖然講話尖酸刻薄，但都有善盡養家的責任，一肩扛起家中經濟重擔，先生並不是會有肢體暴力行為的人，夫妻之間從來沒有肢體衝突。

允雪每次看到先生就像老鼠見到貓，不但說話變得吞吞吐吐、支支吾吾，甚至近年來在先生面前會緊張到身體不由自主的瑟瑟發抖。

允雪戒慎恐懼的模樣讓先生大為光火，他實在不懂太太在怕什麼，問她怎麼了，也無法好好說明發生什麼事，結果讓先生更加惱怒，看到允雪怕成這樣，不知情的人還以為他會對允雪施暴，好像他是什麼大惡人一樣。

逃避無法解決問題

其實允雪的恐懼很大部分和原生家庭的成長經驗有關。她的爸媽感情不太好，每次他們爭吵時，允雪總是比較同情爸爸，一直覺得他是被媽媽壓迫的一方，所以對爸爸格外體貼。

這讓允雪的媽媽非常介意，從允雪小時候就一直不喜歡她，好像允雪不是自己的女兒，反而像是她和先生之間的小三，對允雪向來沒有什麼好臉色。

允雪不知道自己到底做錯了什麼，不懂為什麼媽媽老是對自己大小聲，並且還三令五申，不讓允雪和爸爸有太多互動。

允雪覺得媽媽很凶，和媽媽相處時，總是如履薄冰、小心翼翼，深怕一個不小心惹火媽媽，引來一陣打罵。

正是因為原生家庭的不愉快，允雪才想著早早離家，原本以為結了婚就能脫離原生家庭，日子應該可以好過一些，卻沒想到和先生相處也一樣可怕，允雪不禁覺得活著實在很痛苦。

允雪一想到自己的遭遇，無奈又無助的哭了，她說自己真的很希望能夠被愛，明明沒有做什麼錯事，為什麼媽媽和先生都對她那麼凶，每次愈想就愈委屈、愈生氣，但她又沒有勇氣當面反抗他們，只能消極抵抗，選擇逃避，有多遠躲多遠。

我對允雪說，逃避無法解決問題，如果有人不合理的對待我們，即使不做回應的消極抵抗，或是裝做不在意，但只要內心帶著怒氣或怨氣，就一定會和對方相對應的情緒能量共振，使得對方不由自主的生氣。

允雪媽媽的個性本來就控制欲非常強，因為允雪對爸爸的同情和靠近，以及內在對媽媽的批評和排斥，讓媽媽不知不覺中把允雪當成破壞婚姻的第三者，自然很難善待允雪。

其實允雪的個性和媽媽一樣，有很堅持的一面，只是媽媽的堅持是外顯的想要控制他人，但允雪的堅持則是隱性的用弱者姿態爭取保護。但無論是允雪或媽媽都只是想要被愛，追根究柢兩個人都是因為缺乏安全感。

我先請允雪對爸媽說：「親愛的爸爸、媽媽，謝謝你們生我、養我，我把你們兩個人之間的問題歸還給你們，我不選邊站了。媽媽才是爸爸的伴侶，我不是，我不介入你們兩個人之間了，請爸爸、媽媽祝福我。」

接著，再請允雪對媽媽說：「媽媽，我其實很像妳，我們都很沒有安全感，但我無法負責妳的情緒，所以我把屬於妳的情緒歸還給妳。」

肯定自己，撕掉別人貼的標籤

很多時候我們會不自覺去承擔他人的情緒，把別人的情緒變成我們的責任，讓自己和對方的情緒產生共振。就像允雪很希望給媽媽一些協助，但媽媽一直在生氣，結果就是允雪不知不覺中也跟著一直生氣。

允雪必須有意識的把情緒還給媽媽，接受她可以生氣或不滿，她的情緒是自己的選擇，所以要自己負責，這樣允雪的情緒才能緩和下來，不再和媽媽生氣的能量共振，不然很容易在不知不覺中因為別人生氣而生氣。

允雪的潛意識因為長期生活在恐懼中而了無生趣，雖然從來沒有說出口，但其實她的女兒也能感受得到，從能量場上看到允雪的女兒深怕媽媽會死掉，所以也感到擔心害怕。

我請允雪發自內心對女兒說：「謝謝妳那麼愛我，但媽媽的問題是媽媽的功課。我會選擇好好活著，勇敢活著。」

直到這個時候，能量動力場上看到的允雪才從原本真的很想死，變成只需要好好休息。不過允雪雖然知道為了自己和女兒，她必須勇敢起來，卻不知道如何才能克服莫名的恐懼，不曉得怎麼去面對尖酸刻薄的丈夫。

能量場上我們看到允雪的先生看著她時，總帶著極大的憤怒，對允雪講話時總是冷嘲熱諷，每一句話都很負面，字字句句都在否定她。每次和先生講完話，允雪就覺得自己是個很糟糕的人，甚至到後來只要先生一靠近，她就怕到不行，連正視先生的勇氣都沒有。

雖然先生嘴巴很壞，但他其實很在意允雪，能量場上看到他的注意力從頭到尾都在允雪身上，可惜他的表達方式卻極度粗魯笨拙。有些人的嘴巴就是說不出什麼好話，句句傷人，但內在其實很玻璃心，渴望愛卻又害怕被拒絕或被傷害，所以常用貶低或傷害別人的方式來自我保護。允雪需要去看到先生對她的關心和在乎，還有他渴望被看到和被愛的心情。

雖然先生的表達方式的確很不恰當，但允雪之所以這麼介意，甚至怕成這樣，核心原因無非是害怕自己做不好。她也承認，一直以來，自己就想要做給先生看，渴望得到他的一句讚賞，只是無論允雪怎麼做，先生就只有否定。

先生渴望被關注和在乎，而允雪渴望被肯定和讚賞，可惜他們不懂得對方愛的語言，所以對於彼此一再感到生氣和失望。

我告訴允雪，別人說我們如何，都與我們無關，就像別人說她漂亮，她不會真的就比較漂亮；別人說她很醜，她也不會因此變得比較醜。

每個人都有自己的喜好，只要符合自己的喜好，我們就會覺得對方很好；反之，要是不符合的就會覺得不好。所以別人對我們的評價其實都與我們無關，而是和別人的喜好有關。

喜歡長頭髮的人，看到別人留長頭髮就會覺得很好看；而喜歡短髮的人，就覺得長髮沒有短髮好看，每個人對世界或他人的評論，其實都只是個人喜好的表達，因此不要太在意他人的看法，這些都與我們無關。

肯定自己是個人的責任，別人貼什麼標籤在我們身上，撕掉就好了。

允雪之所以對先生的話那麼難受，是因為她認同了先生貼的標籤，否則無論先生怎麼說，都只是他的內在想法，跟事實沒有關係，是允雪認同了先生的評價，才會這麼痛苦。

我請允雪對先生說：「你真的不懂如何好好說話，總是容易刺傷我，但其實你也只是說氣話，更何況你的評價與你的喜好有關，和我無關，你對這個世界的不滿，也和我無關。

「你說什麼，是你的想法，我無須那麼介意。我是一個很棒的媽媽，我的女兒很愛我，我也是一個盡心盡力的太太，我已經夠好了。不過我也很抱歉，我的心並沒有真的看到你，我把注意力都放在你對我的評價上，而不是放在你這個人身上，所以我在乎的其實並不是你，而是你對我的看法。」

允雪雖然很受不了先生說的話，卻根本不記得先生說了什麼讓她這麼介意，只記得自己很氣他說的話，真正的問題在於允雪無法自我肯定，對自己有很多批判，絲毫不讚賞自己，才會拚命想要符合他人的期待，來贏得他人的讚賞。這也是為什麼先生的批評，會把她嚇得完全不敢去做自己真正想做的事。

找到自己的資源和力量

允雪還有一個非常大的問題，就是她缺乏面對現實的勇氣，總是活在自己頭腦的故事裡。

允雪的情況有點像是孤身一人在黑夜中行走，想像後面似乎有什麼惡人鬼鬼祟祟跟上來，雖然很想知道是不是真的，卻又不敢回頭看清楚，走著走著愈想愈害怕，於是就快步跑起來，到後來甚至覺得跟在後面的不是人而是鬼。

其實允雪只要肯停下腳步，鼓起勇氣轉頭看清楚，就會發現根本什麼都沒有，也沒有什麼好怕的。

此外，允雪在面對先生的惡言惡語時，採取一味逃避的態度，非但不會讓先生收斂，反而還會讓先生對她的逃避愈加生氣。

允雪的先生有權利說他想說的話，但也得為自己的言語承擔責任，這些允雪無法代替先生做改變或負責，但她必須停止自我批評，學習自我肯定，並且懂得讚賞自己，才能跳脫那些莫名的不安和恐懼。與此同時，允雪也得學習用心去看到先生、有勇氣面對先生，而不是一味的逃避。

允雪雖然同意我說的話，但她覺得自己就是無法不受先生干擾，一想到先生在一旁不斷責備、怪罪，她就又煩又怕，一點力量都沒有的被打倒。

允雪必須學習回到當下，專注自己眼前的所見所聞，而不是一直進入頭腦編撰的故事情節裡，如果一直回想先生所有的粗鄙言語，不去改變目前的互動模式，動力能量就不會變，或是允雪只是嘴上說願意改，心裡卻沒有真正要改變，那她和先生的關係也不會改變。

我問允雪，在她的生命中有什麼資源可以支持她勇敢面對困難，在生病那段期間可以有力量活下來。允雪想了想說：「觀世音菩薩。」

「我們要怎樣才能靠近觀世音菩薩呢？」我再問。

「心。」

「妳先生可以控制妳的心嗎？」

「不可以。」允雪低下頭，小聲的說。

是的，沒有人可以控制我們的心，限制我們去做真正想做的事，如果允雪不想一直被先生的言語干擾，就不該關注他說的話。

說起來，允雪其實擁有很多資源，除了疼她的爸爸、關心她的女兒，甚至是擋在她和先生中間的疾病能量，還有她信仰的觀世音菩薩，這些全都是支持允雪的力量。

允雪最大的問題在於她沒有意識到那些在腦海中出沒的惡人或鬼怪，其實根本就不存在，從頭到尾都是她的想像，一再重播、反覆咀嚼先生說的話，愈想愈害怕，愈害怕就愈想遠離和逃避先生。

調節三焦經，找回平靜

很多人常常把自己安置在一個可憐的受害者角色裡，之所以這麼做，是這些人把所有焦點都放在自己身上，心根本看不到別人，無視周遭許多關心支持的力量。

所謂的受害者和加害者，往往只存在於想像的故事裡，允雪要學習不去做可憐的自己，也不要給他人貼上可惡的標籤。我請允雪去讀《可惡的他人和可憐的自己》這本書，希望她能獲得療癒。

當我們對什麼事或什麼人感到害怕時，就容易處於戰或逃的狀態。

人體頭部有很多神經血管點，可以試著用一手輕輕蓋住額頭（見圖3①），另一手輕輕蓋住後腦勺，拇指置於枕骨處（見圖3②），然後去感受頭部血液的流動，慢慢就會發現，原本很害怕的事和

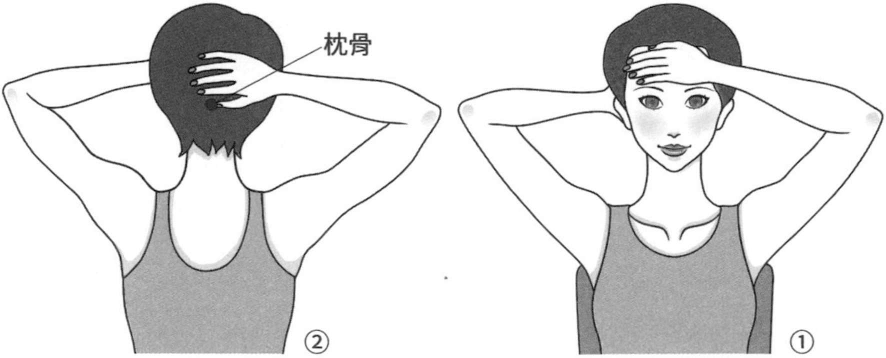

圖3　感受頭部血液的流動

人，似乎沒那麼可怕了。

讓自己回到這個當下，有助於脫離腦海中那些令人害怕的想法，因為它們往往都是自己編出來的故事。

能量運動 6　釋放壓力——減少焦慮不安、找回平靜

有壓力的時候，也可以練習後文這個能量運動。

戴眼鏡的人請先取下眼鏡。

1 先將一手的食指、中指、無名指三根手指併攏（見圖4①），輕輕放在同一側眉毛和眼睛外側（見圖4②），要注意手掌不可貼在臉頰上。

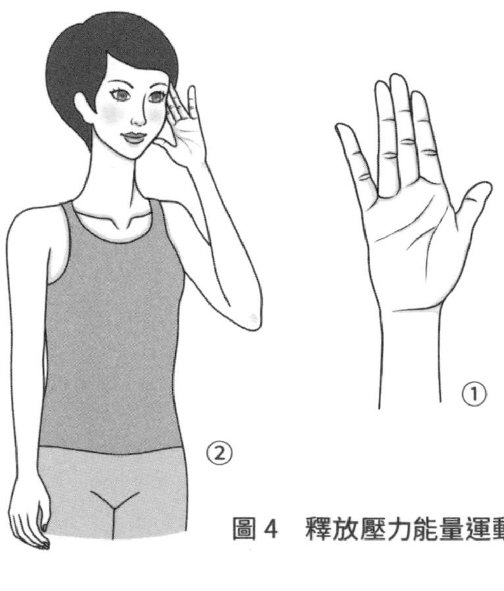

圖4　釋放壓力能量運動1

2 再將另一手的拇指、食指、中指三指靠攏併在一起（見圖5①），輕輕放在兩側鎖骨上方與喉嚨下方交會的凹陷處（見圖5②）。雙手擺放位置如圖5③所示。

3 然後慢慢的吸氣吐氣，讓自己平靜下來。

4 留意呼吸，想像將內在的佛或神安放在自己胸口處，持續平穩緩慢的吸氣吐氣。

5 告訴自己：「我很安全，我在這裡，我在這個當下，我不是在我頭腦的故事裡。」

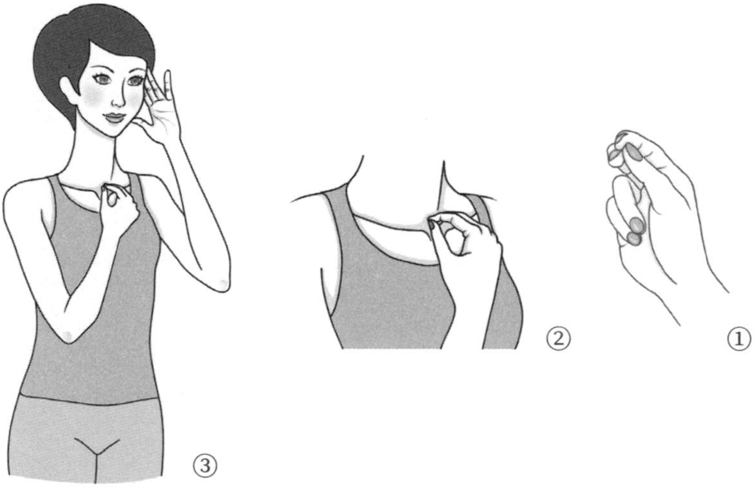

圖5　釋放壓力能量運動2

6. 然後，把注意力放在自己的眼睛正在看著什麼，或是正聽到什麼聲音，例如我看到人、我看到冰箱、我看到沙發、我看到窗戶、我聽到鳥叫、我聽到媽媽正在說話、我聽到冰箱發出的馬達聲……。如果覺得恐懼的感覺少了很多，心裡比較平靜了，就交換雙手繼續做。

從中醫的角度，這個動作有助於調節三焦經，減少焦慮不安，幫助找回平靜。

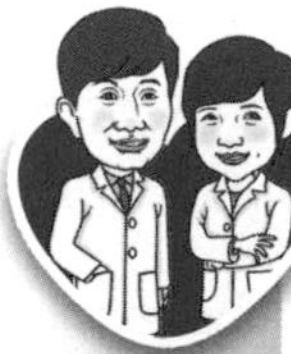

許醫師 鄭醫師──心觀念

♥ 如果有人不合理的對待我們，即使消極抵抗，裝做不在意，但只要內心帶著怒氣，就會和對方的情緒能量共振。

♥ 每個人都有自己的喜好，別人對我的評價只是他的喜好，與我無關。

♥ 所謂的受害者和加害者往往只存在於想像的故事裡，學習不去做可憐的自己，也不要給他人貼上可惡的標籤。

真實案例22 卵巢癌

當下做到的，就是當下的完美

娜熙一向非常在意別人的眼光和評價，從小到大，她都是拚盡全力、力求表現的人，也確實成就了一番事業。只是無論再怎麼成功，只要他人一個質疑的眼神或一句無心的批評，娜熙就會全盤否定自己，認為無論多努力，都還是不夠好。

患得患失的娜熙，不顧一切要獲得他人肯定，結果就是把自己搞到筋疲力竭、氣力盡失，還因此感覺人生灰暗、了無生趣。

最近她被診斷出得了卵巢癌，在知道罹癌的當下，娜熙雖然很害怕，但內心隱隱好像鬆了一口氣，似乎認為終於可以有個正當理由讓自己不必那麼累了，如果可以就這樣死掉，也許不是什麼壞事。

娜熙的情緒類型屬於聽覺型，很容易受他人評價影響，又總愛和他人比較，只要覺得別人認為自己不夠好，就會痛苦沮喪不已，所以活得很辛苦，有時候甚至會累到想退出人生不再玩下去。實際上，學習停止自我批判、自我厭惡，正是聽覺型人終身的核心課題。

世界上根本不存在所謂「完美」，不管當下我們學什麼、做什麼，只要多練習，自然會愈做愈好，因此每個人當下做到的、所能呈現出的狀態，就是當下的完美。好比一位鋼琴家，透過不斷努力和練習，在不同時期的表現和能力往往不會相同，卻都是每個時期的最美好。如果執意追求所謂的「完美」，一直拿自己和他人或想像中的自己比較，最後就難逃把自己徹底打垮的結局，整個人也會活得毫無生氣而萬般痛苦。

娜熙是典型的聽覺型人，她一直覺得自己很努力，但她的努力別人都沒看見，娜熙說大家都覺得她做得不夠好。

我問娜熙，大家都覺得她做不好是真的嗎？娜熙被我一問，才有點不好意思的說，其實很多人覺得她做得還不錯，只是她想成為更出色的人，所以只能一再否定自己、精益求精，她認為只有成為完美的人，才能更自在的去做每件事。

我告訴娜熙，「更自在的去做每件事」和「成為完美的人」完全是兩回事，想要更自在的去做每件事，就要學習專注在當下所做的每一件事情上，不去思考或在意別人怎麼評價，抑或會有什麼樣的結果，如果能這樣做，自然就可以輕鬆自在。

娜熙之所以感覺不自在，是源於她不斷要求自己應該要做到這樣或那樣，又不斷和他人比較，才會讓自己感覺被框限而無法自在。

不做評比，盡力而為

每個人都有擅長和獨特之處，全世界只有一個獨一無二的自己，要能看到自己的價值是如此珍貴。一味和他人做比較，是一件無聊又無意義的事，就好像絕大多數人去和麥可．喬丹比籃球，都會是他的手下敗將，但每個人都有很多特質是麥可．喬丹缺乏甚至做不到的。

如果要比誰跑得快，和奧運短跑冠軍相比，全世界數十億人都只能算是龜速。所以和別人做比較實在沒有什麼意義，畢竟每個人的特質都不一樣。

娜熙說要更自在的去做每件事，應該是讓自己專注在每一個當下，不去評價或評比，沒有特定標準，當然更沒有優勝劣敗，沒什麼預設立場，不執著於表現得如何，只要這樣做，自然能輕鬆自在面對眼前的事，然後盡力而為。

娜熙有點激動，她說自己很在乎別人的眼光，真的很希望被看見，雖然理性上知道自己不應該在乎，但卻不知道怎麼樣才能不在乎。如果有任何一個人覺得她不夠好，她就很難自我感覺良好。她期許自己可以做得更好，好到讓所有人都看到她、認同她，彷彿只有這樣，才會發自內心感到自在。

我對娜熙說，很多慈善團體也為台灣做了非常多好事，但仍舊受到批評和謾罵，如果娜熙堅持要得到所有人認同，那很抱歉，她永遠都得不到。畢竟每個人都有自己的喜好，我們無法讓所有人都認同自己。

我也曾經在診間被患者當面說我是爛醫師，因為她認為我沒有同理心，不認同她是可憐的受害者。但我需要把「爛醫師」這個標籤貼在身上，然後一直批判自己和感到傷心難過嗎？我尊重這個患者有這樣的想法，但我不必認同她的想法，更不需要給自己貼這個標籤。

他人的評語並不等於事實，也不會改變事實，我們要學著把他人的意見歸還給對方，別人的意見其實與我們無關。

現代人很依賴社群媒體，把大量時間耗在社群媒體上，看著誰誰又吃了什麼高檔料理、去了什麼豪華旅行、擁有什麼時尚名牌包、買了什麼限量奢侈品，又或者和伴侶晒恩愛……。那些看起來引人豔羨的種種，很容易讓人陷入比較心態，回過頭來感覺自己的人生很糟，甚至顯得很悲慘。

但事實經常不是外在呈現的樣子，太多實例一再證明，社群上看到的未必為真，每個人的生活都有各自的酸甜苦辣，如果因為看到社群媒體上的內容，而自我感覺不良，甚至沮喪憂鬱，最好的方式就是少用社群媒體，不去在乎別人的看法。

不管他人怎麼評價，你依然是你，那些不中聽的話、令人不快的批評，如實還給對方就好。

找到動力，充滿愛和感恩

從能量場上看到，代表娜熙的動力一直處在能量場域的邊緣，不肯踏入能量場的中心，這種表現往往代表背後有一股很強的厭世念頭。但儘管如此，有一部分的娜熙還是想活下來，不然她不會來就醫，我問娜熙，讓她想活下來的動力是什麼？

娜熙告訴我，是家人。

家人雖然可以強化個人繼續活下去的意願，但很多時候家人也代表著責任和負擔這些沉重的壓力，讓娜熙願意繼續活下去的動力應該不只是家人。

我對娜熙說，生命的動力來自時時刻刻都活在當下，對所有的發生、所有的人事物充滿愛和感恩，自然會發自內心感到喜悅和熱忱。

這對多數人來說可能有困難，因為我們很容易對周遭人事物充滿分別心，喜歡這個、討厭那個，碰到喜歡的就很開心，想要更多；而面對討厭的就想排斥、抗拒，甚至感到痛苦。

不妨就從探索和選擇做自己喜歡、充滿熱情或有價值感的事著手，對這些機緣的發生，開始學習帶著愛和感恩的心，這樣我們也會充滿生命動力。每個人都必須找到自己的生命動力，才會願意活下去，如果找不到，潛意識就容易產生對生命的無力感，不知道自己為什麼要活著。

娜熙想了好久，實在說不出一個具體答案，她覺得自己好像缺乏那樣的動力。

我對娜熙說，每個人來到地球，都有一些想探索、想學習，或渴望去經歷與認識的人事物。有些人想要遊歷世界各地，有些人喜歡認識新朋友，有些人熱愛學習新事物，也有些人只想吃喝玩樂，但是就好像進到迪士尼樂園，所有人都想去體驗、去冒險，迫不及待親自下場玩遊戲，應該沒有人花錢買了票，進到遊樂園只是為了想要朝出口離開。

我們的一生，就像是去樂園玩，就是想去見識、去嘗試，對於未知的一切感到興奮，每個關卡都那麼新奇有趣，小孩子活力十足，迫不及待想大玩特玩，他們眼中的世界如此吸引人，摩拳擦掌的想一探究竟，非得把握機會玩個痛快。

放掉框架，活出本來的樣子

我問娜熙，如果人生就是進到遊樂園裡玩一場，好不容易買票進場了，生命最終都是死亡，遲早都得離場，那麼在離場時間還沒到以前，什麼是她很想做的事？

娜熙說，她想學很多東西，還想要幫助更多人。

什麼是娜熙一直想學卻苦於沒時間或沒機會，所以一直沒能學的東西呢？

她考慮良久，好不容易才說出自己想要學音樂。明明娜熙說想學的東西很多，想了半天卻只說出「音樂」這一項。

身為聽覺型人，娜熙有很好的音感，聽覺型人天生就喜歡音樂。但是娜熙雖然想學音樂，卻又裹足不前，因為怕自己做不好。娜熙習慣和他人比較，即使才剛入門，也會去和學得比她久的人相比，不會因為自己是初學者，就允許自己不夠熟練，反而會一直自我批判，結果就是把接觸音樂的樂趣破壞殆盡，自然很難繼續。

每個人學習的速度和領悟各有不同，各有屬於自己的特色，無須與他人比較，所有的學習都是一連串不斷摸索前進的過程，音樂更是沒有捷徑。有些新手剛開始學習時，就希望自己很快能夠做到和專業老師一樣的程度，這根本是不可能的事。

如果只是學了幾天，就認為自己沒有天分做不好，不值得繼續下去，這樣其實有點好笑，因為學習往往需要透過吸收和理解，還要一而再、不厭煩的操作練習，才能慢慢變得熟練，進而愈來愈好。即使被奉為音樂神童的莫札特，能有那麼傑出的音樂表現，也是終其一生不斷的練習再練習，讓自己不斷進步，持續提升作品的精緻度，才能達到流傳後世的音樂成就。

娜熙對自己的否定與批判，追根究柢和媽媽有關，娜熙媽媽是視覺型人，看到的永遠是娜熙做得還不夠好的地方，如果她考了九十五分，媽媽就會追問為什麼少了五分。雖然媽媽的出發點是希望娜熙更好，但她表達關心的方式，只會讓聽覺型的娜熙難以承受。

所以娜熙從小到大都很沒自信，習慣性自我貶損，永遠在迎合他人的標準，自然活得很累、很辛苦。我請娜熙向周遭每個對她有期待的家人、朋友以及工作上合作往來的眾人說：「我把你們的標準和意見歸還給你們，你們怎麼想都與我無關，我讓你們負責自己的意見和想法。你們的意見我可以參考，但我會做自己的決定。」

我告訴娜熙，她必須打從心裡認同這樣的說法，把別人的想法和意見全部歸還給對方，把各種標籤從自我價值系統裡一張一張撕下來，統統歸還給他人，自己才能慢慢擺脫桎梏，進而找回生命的動力。

接著，我帶著娜熙回到她剛剛出生、還沒有帶著任何他人的期待、充滿生命動力的嬰兒時期。

那時候的娜熙對周遭充滿好奇，雖然有點害怕，但是覺得什麼都有趣，這個時期的娜熙沒有任何框架，別人怎麼想、怎麼評價，她根本毫無所悉，也一點都不重要，是後來在成長過程中，娜熙把他人的標準和評價一個一個套在自己身上，才讓自己動彈不得。

放掉那些自我設限的框架和想法，每個人都是獨一無二、本自具足的個體，把那些應該這樣、應該那樣，不是這樣、不是那樣的框架都放掉，生命就可以自在。

別人怎麼想、怎麼評論，其實都不關我們的事。

在不對他人造成傷害的前提下，我們可以盡情活出自己、做想做的事、說想說的話，就像嬰兒時期的娜熙，沒有背負任何框架，只是活出自己本來的樣子，反而可以擁有源源不絕的生命動力。

但要切記，雖然我們可以活出自己，但絕對不能對他人有惡言、惡行或起惡念，不要傷害他人，否則這些破壞性的能量會返回來影響自己。

跳脫過去，回到眼前這一刻

很多時候，疾病是回應我們的內在指令所產生的結果，身體一向很聽從我們的心聲，當我們內心一直發出：「好累喔，我想躺下來，我好想休息，什麼都不想做了，我想死掉算了……」這類訊號，身體就會執行這些指令，因此，如果一再下達對生命無力或不想活的指令，身體就會不斷生病，難以痊癒。

人之所以活得很累，往往是受到外在標準所限，不斷與人比較，把他人的人生當成自己的標準。其實這世界有多少人，就有多少種標準，每個人都有不同想法，我們不可能贏得所有人認同，如果想要得到每個人的肯定和讚賞，只會把自己活活累死！

萬法唯心造，大腦對外在世界和自我的詮釋，決定一個人的身體狀況以及對外界的看法，太多學習來的框架把我們困住，一旦被框架所困，情緒就容易糾結。

所以我們要學習當情緒或想法浮動時，提醒自己回到當下，看清楚那些故事內容都只是過去的記憶，我們不需要一直困在那些想法裡，只要能夠跳脫過去，回到眼前這一刻，生命的狀態就會完全不一樣。

發現自己頭腦的想法時，無論當下冒出什麼念頭，都只要告訴自己：「我有這個想法，喔，我看到了。好，end of story（故事結束），謝謝。」

接受自己有這樣的念頭，然後就此打住，不要因為一個想法出現就深感痛苦、就想要排拒，或是一直責怪自己怎麼可以這麼想，不然就等於是在故事上再疊加一個故事，永遠沒完沒了。

不斷有想法升起，只是代表在乎的事情在腦裡不斷運作，可以先「接受這些想法的出現」，然後「不予理會」這些想法，畢竟想法只是想法，並沒有真實性，困住我們的從來都是腦海裡的想法，我們要學習當大腦的主人，不被想法所困。

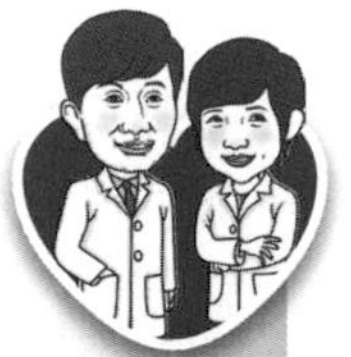

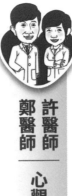

許醫師 鄭醫師——心觀念

♥世上並不存在所謂的「完美」，每個人當下做到的，就是當下的完美。

♥生命的動力來自時時刻刻都活在當下，對所有的發生、所有的人事物充滿愛和感恩，自然會發自內心感到喜悅和熱忱。可以先從讓自己能從中獲益，發自內心感到喜悅、熱忱或有價值感的人事物開始做起。

♥面對某個帶來痛苦的念頭，可以先接受這些想法的出現，然後就此打住，因為想法只是想法，並無真實性。

真實案例23 卵巢癌

聽話乖巧的孩子，往往特別委屈

筱蓮一畢業就被要求到家族企業幫忙，一幫就是二十多年，雖然她有哥哥和姊姊，但一來全家只有筱蓮的所學和企業經營相關，二來她從小就是家裡最聽話、最乖巧的孩子，不像哥哥、姊姊那麼有想法、堅持己見。筱蓮一向對父母長輩的期待和要求言聽計從，使命必達，久而久之，長輩有什麼事情就習慣交代她，她也好像責無旁貸，會去完成所有被交辦的任務。

前陣子筱蓮被診斷出罹患卵巢癌，幸好是初期，但這實在讓她很驚訝。確知生病後，筱蓮才突然意識到，這些年來自己每天都埋首在工作中，幾乎沒有好好休息過，雖然生病不是好事，但筱蓮隱隱覺得自己終於有一個正當理由，可以向家族長輩提出休息一陣子的要求。

從能量場上看到筱蓮一點力氣也沒有，但是為了最重要的家人，只能逼著自己死命撐住，雖然筱蓮的家庭還算和諧，但她實在太過在意家人的感受，所以在他們面前，總是習慣忽略自己的需求，努力滿足每個人對她的期待，忽視自己的感受，最後搞到自己疲累不堪，甚至失去生命動力。

我對筱蓮說她太乖了，為了這個「乖」字付出許多代價，把自己搞得筋疲力竭，累到意興闌珊，於是我請筱蓮對爸媽和其他家人說：「親愛的爸爸、媽媽，還有親愛的家人，我好累喔，我把屬於你們對我的期待歸還給你們。」

接著我問筱蓮，有什麼她很想做，但覺得無法獲得家人支持只好放棄的事情嗎？

筱蓮很認真的想了想，發現這些年來，自己全心全意投入家族事業，雖然當初明明很不想在家族企業裡工作，但又無法拒絕父母和長輩的要求，只好硬著頭皮做，結果一做就是二十年。做到現在一切都很上手，收入很好，時間又自由，再加上爸媽和家族長輩也因此很安心，筱蓮想想好像也沒有什麼其他更想做的事，或許繼續做目前正在做的事情也沒什麼不好。

雖然筱蓮嘴上這麼說，但是從能量場上看到她其實充滿無奈和委屈，整個人像是被什麼重擔拖住，一直要往後傾倒，根本站不住。對她來說，現在的工作好像永遠沒有結束的一天。

緣起緣滅，學習接受和祝福

雖然目前筱蓮已經是公司負責人，對公司有主控權，但壓力超大，只要一想到如果哪天公司經營不善倒閉了，爸媽和長輩會有多麼失望，她就夜不成眠、食不下嚥，根本無法想像如果真有那麼一天，該怎麼面對家人，也因此她一直戰戰兢兢，深怕走錯一步，會引來難以承受的後果。

筱蓮給自己的壓力已經很大，獨自吃力撐著家族企業的重擔，雖然做得算有聲有色，但家中長輩卻覺得她應該可以做得更好，始終認為還有很多進步空間。

我請筱蓮對爸媽和家中長輩說：「我或許可以做得更好，但我真的盡力了，我把你們對我的期待和要求歸還給你們。公司有它的因緣，不是我一個人說了算，很多百年企業說倒就倒，一家倒了又有新的出來，世間本來就是這樣交替，沒有永恆不變的企業，所以我只要盡力就可以了，至於好不好有它自己的因緣，我都接受。」

說完後，筱蓮很心虛的對我說：「其實我無法接受公司在我手上失敗。我努力了這麼多年，就是為了讓父母和家族肯定我，如果公司真的倒了，他們一定會否定我的努力，這會讓我很不甘心。我努力這麼多年、犧牲這麼多、委曲求全這麼久，公司絕對不可以倒掉！」

我對筱蓮說，一家公司的興盛或倒閉，不是一個人就可以決定的，所有一切都有它的因緣聚合。

有緣起就有緣滅，這是世間運作的道理，事情的發生是能量聚集在一起所創作出來的因緣，企業也是一樣，也有企業本身的能量動力，就像隨著網路書店的興起，很多傳統書店被迫結束。

看著緣起緣滅，我們要懂得接受和祝福，因為所有的因緣都不是任何一個人可以單獨決定，沒有一個人有那麼偉大。就像媽媽總會覺得孩子生病是她的錯，但事實並非如此，凡是人就會有生老病死，企業也有自己的興衰起落，當然我們可以思考如何讓企業與時俱進日新又新，就像傳統相機公司轉而製造數位相機一樣，不要墨守成規、故步自封。

筱蓮最需要的就是肯定自己，一直以來她都在努力達成家人的期待，這樣實在太累，她得歸還他人的期待，不然就會活不下去。其實筱蓮得癌症，也是身體在自我保護，讓她可以喘息一下，有個正當理由可以休息，可以對別人說「不」。

筱蓮應該學著去拒絕他人，只要她能夠好好說「不」，就不必靠疾病這樣的藉口來拒絕別人。正是因為疾病只是筱蓮對周遭說「不」的藉口，她並非真的想離開這個世界，所以確診時還是癌症初期而非末期。但用疾病來保護自己絕對不是一件好事，需要付出相對的代價。每個人都要有說「不」的能力，才不會需要透過疾病等外力來拒絕別人。

我問筱蓮是否能肯定自己的付出和努力，這點她回答得毫不猶豫，對於工作她真的盡心盡力，雖然一開始只是去幫忙，但到後來能把公司撐起來，真的付出非常多努力，絕對不是憑空得來。不過講到這裡，筱蓮突然對自己生起氣來，她氣為什麼從來沒有為自己活過，永遠都把自己的需求放到最後，以至於後來很常忘記自己究竟真正想要什麼。

筱蓮這種心情與其說是生氣，其實應該是「委屈」。委屈是一種夾雜著生氣與傷心的情緒，經常是感受型人會有的情緒反應。

學習拒絕他人的勇氣與能力

感受型人很能替別人著想，容易感受到別人的感受和期許，會習慣性配合別人的意見，為別人而努力，但其他情緒類型的人往往會把感受型人的過度付出視為理所當然，久而久之，感受型人就會心生委屈，氣別人為什麼都要求他得配合和付出，卻不懂得替他著想。

其實這不能怪別人，因為每個情緒類型的特質不同，無法像感受型人對他人的情緒、喜好那麼敏感，重點在於感受型人必須要學會對他人不合理的要求說「不」，讓自己有拒絕他人的勇氣與能力，也要學習看到自己內在的需求和感受，學習表達自己的意見。

感受型的孩子從小就貼心又善解人意，能量總是向外發散，很少往自己的內在去看，所以不太知道自己的需求是什麼。例如一群人去吃飯，大家在討論要吃什麼的時候，感受型人經常會配合別人，如果最後決定去吃牛肉麵，就算感受型人想吃炸雞，也還是會勉強自己跟著去吃牛肉麵，但經常一邊吃著牛肉麵一邊覺得很委屈，覺得沒有人了解和在乎他的需求。

感受型人要學習拒絕，如果當場無法回絕，可以請對方先等一下，你需要時間考慮，絕對不要急著說「yes」。尤其感受型人很容易被情緒勒索，別人只要顯露不悅的臉色，感受型人就可能馬上答應對方的要求。和人相處時，感受型人往往會先感受到他人的意願和需求，經常忽視自己內在的答案，所以容易說出違心之言。最好先離開現場，不受干擾的問自己想要怎麼做，才能看清內在真正的答案。

感受型人若遇到別人情緒勒索，可以向對方說：「如果你硬要我現在回答，那真的很抱歉，我無法答應你；如果你可以讓我想一想，我還有可能說 yes。」用這樣的方式，歸還別人的責任和情緒，學習覺察，往內在去看，看清楚自己當下想要的是什麼、內心真正的答案是什麼，而不是慣性的迎合他人，否則可能會一輩子都不知道自己到底要什麼。

自我覺察，平衡先天特質

情緒類型是每個人生命旅程與生俱來的先天特質，決定我們和外界互動的所有模式，當我們壓力愈大，先天特質所呈現的不平衡狀態就愈明顯。

此外，先天特質也決定我們這一趟生命旅程所要前進的方向，以及將會面臨的人生課題，這也是為什麼了解自己的情緒類型及特質，觀察自己在情緒平衡和失衡時會有的反應模式，是我們人生學習與成長的重點。

人在情緒失衡時，容易被自己的某些反應所困，甚至做出後悔的事情，所以要學著覺察自己當下的狀態，了解自己可能會有的反應，學會在壓力狀態下，如何還能有覺知的活出自己、穩住自己，才不至於衝動失控、做出難以彌補的事情。

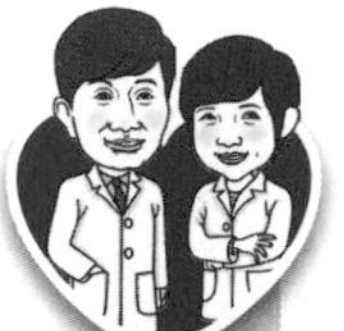

許醫師 鄭醫師／心觀念

♥ 想要滿足所有人的期待，只會讓自己疲累不堪，甚至失去生命動力。

♥ 所有一切都有它的因緣聚合，看著緣起緣滅，要懂得接受和祝福，因為所有因緣都不是任何一個人可以單獨決定。

♥ 感受型人要學習拒絕，如果當下無法回絕，就請對方等一等，自己現在無法給出答案，絕對不要急著說 yes。

結語
修習生命課題，恢復身體健康

從醫多年，我們看到心念與卡住的情緒，是疾病背後重要的推動因素，換句話說，維護「身」的重要基礎，來自「心」的平和與穩定，而「心」的平和穩定，則需要透過一次又一次生命課題的體驗與學習，而生命課題之所繫，往往就出現在個人與自我、家人，以及周遭許多生命之「靈」的關係之中。

本書內容涵蓋我們多年醫學生涯的學習與體驗，從探討女性特質、生命旅程角色、社會文化議題，到各種人際關係衍生的課題，如何間接形成各種常見女性疾病的推力。從醫學領域觀念、個人心念運作，以及透過能量角度去找出疾病的推力外，更進一步分享我們在診間如何解開糾結的心念與卡住的情緒，幫助女性恢復健康。

雖然疾病與健康的消長是本書重點，但是我們更想和所有女性分享的，是如何去覺察自我與各種人際關係之間的生命課題，透過修習個人的生命課題，解開內心的糾結，重新恢復健康，進而讓內在與生命得以精進。

本書雖然以女性健康與疾病為主要探討主題，但也是所有男性都需要了解與學習的生命功課，畢竟祖母、外婆、母親、伴侶、女兒、工作夥伴等女性角色，很可能是男性生命有重要關係的對象，她們的身心健康和每個人息息相關，不分男女。

由衷感謝參加婦女疾病工作坊的每一位個案，願意分享自己的生命故事，讓更多人得以從中學習與覺察；感恩一起參與修習的醫師、療癒工作者、心能量管理中心工作團隊，以及能量動力場志工們的幫忙；感謝廖慧君女士協助記錄、整理所有的資料與潤稿；也感謝天下文化團隊支持此書的出版與推廣。

誠心希望這本書能帶給所有讀者健康、喜悅、幸福！

健康生活 BGH210

女性心療法——妳要好好的

跨越生命課題、學習自我療癒，重獲身心健康

作者 — 許瑞云、鄭先安
文字協力 — 廖慧君

總編輯 — 吳佩穎
人文館資深總監 — 楊郁慧
責任編輯 — 許景理
插畫 — 小瓶仔（特約）
影片編製 — 遠見創意製作
美術設計 — 鄒佳幗
封面攝影 — 檸檬巷館（特約）
內頁排版 — 蔚藍鯨（特約）

出版者 — 遠見天下文化出版股份有限公司
創辦人 — 高希均、王力行
遠見・天下文化 事業群榮譽董事長 — 高希均
遠見・天下文化 事業群董事長 — 王力行
天下文化社長 — 王力行
天下文化總經理 — 鄧瑋羚
國際事務開發部兼版權中心總監 — 潘欣
法律顧問 — 理律法律事務所陳長文律師
著作權顧問 — 魏啓翔律師
社址 — 台北市104松江路93巷1號
讀者服務專線 — 02-2662-0012｜傳真 — 02-2662-0007；02-2662-0009
電子郵件信箱 — cwpc@cwgv.com.tw
直接郵撥帳號 — 1326703-6　遠見天下文化出版股份有限公司

製版廠 — 中原造像股份有限公司
印刷廠 — 中原造像股份有限公司
裝訂廠 — 中原造像股份有限公司
登記證 — 局版台業字第 2517 號
總經銷 — 大和書報圖書股份有限公司｜電話 — 02-8990-2588
出版日期 — 2024 年 1 月 31 日第一版第一次印行

定價 — NT 450 元
ISBN — 978-626-355-591-4｜EISBN — 9786263555884 (PDF)；9786263555877 (EPUB)
書號 — BGH 210
天下文化官網 — bookzone.cwgv.com.tw

國家圖書館出版品預行編目（CIP）資料

女性心療法——妳要好好的：跨越生命課題、學習自我療癒，重獲身心健康/許瑞云, 鄭先安著. -- 第一版. -- 台北市：遠見天下文化出版股份有限公司, 2024.01
面；　公分. --（健康生活；BGH210）
ISBN 978-626-355-591-4（平裝）
1.CST: 婦科 2.CST: 婦女生理 3.CST: 婦女健康

417.1　　112021350